UN VIRUS ÉTRANGE VENU D'AILLEURS

DOCTEUR JACQUES LEIBOWITCH

UN VIRUS ÉTRANGE VENU D'AILLEURS

BERNARD GRASSET
PARIS

A Michelle,
à mes frères,
à Geneviève et Julie.

« Depuis que l'homme peut nommer toutes les parties de son corps, ce corps l'inquiète moins. »

MILAN KUNDERA,
l'Insoutenable Légèreté de l'être.

SOMMAIRE

Deuxième partie

LES EFFETS DU SIDA

Troisième partie

CLINIQUE DU SIDA

INTRODUCTION

New York University Hospital, 1979. Dans le département des maladies du sang et des tumeurs, le Dr L. est perplexe : deux jeunes gens sont successivement venus le consulter pour une maladie de peau, rarissime à leur âge, le « sarcome de Kaposi ». Ces deux hommes n'ont pas les ascendances familiales méditerranéennes que l'on retrouve presque toujours dans les Kaposis « classiques. Pas de parents juifs d'Europe centrale, pas de lignage arménien, pas d'antécédents italiens, ni nord-africains. Les deux jeunes gens sont certes homosexuels, mais à New York, en 1979, on ne saurait en faire une affaire.

Au cours de l'année 1980, rien de particulier à quoi rattacher médicalement ces deux premiers « malades ». Rien jusqu'en 1981, où, à l'occasion de plusieurs rencontres avec des médecins intallés sur la côte Ouest des États-Unis, il apparaît qu'il y a, là-bas également, quelques cas analogues aux deux premiers. Et ce sont, eux aussi, de jeunes homosexuels. Ces médecins, professionnels s'il en est, comprennent qu'il est en train de se passer quelque chose d'anormal sur le terrain médical. Et de solliciter avec insistance l'attention des fonctionnaires du fameux centre de surveillance d'Atlanta.

Atlanta, 5 juin 1982, le Centre de contrôle et de

surveillance des maladies (Center for Disease Control). Sur le bureau du Dr C., le relevé comptable de la distribution de pentamidine aux hôpitaux américains. Cinq malades, dans le dernier mois, ont reçu l'antibiotique utilisé dans nos régions contre un seul microbe : le pneumocystis carinii. Nom étrange, mais germe banal, répandu dans le monde entier, anodin chez tout le monde sauf chez ceux dont la couverture immunitaire est défaillante. Cinq malades en un mois, c'est beaucoup plus que d'habitude. Et plus inhabituel encore, il s'agit de sujets *jeunes* dont *rien* ne permet d'expliquer les pneumonies graves en relation avec ce microbe. Ces jeunes gens n'ont (contre eux) aucune raison connue d'être ainsi en état d' « insuffisance immunitaire ». Ils vivent à Los Angeles. Ils sont homosexuels. L'histoire du SIDA (Syndrome d'Immuno-Déficience Acquise) vient officiellement de commencer. « Le mystère homosexuel » en domine l'ouverture. Un conducteur qui entravera l'esprit de ceux qui s'y attacheront.

Janvier 1982. C'est maintenant à 202 malades que doivent faire face les anciens incrédules d'Atlanta. 202 cas d'une maladie sans aucun doute nouvelle, éclatant dans l'un des pays les plus hygiénisés du monde occidental. Et 96 % d'entre eux sont homosexuels. De quoi s'interroger en effet : les deux principaux hebdomadaires américains, *Time, Newsweek,* et une partie de la communauté médicale allument les premiers feux de l'artifice homo. Ils seront bientôt suivis de l'ensemble des journaux.

Décembre 1981. Janvier 1982. La grande annonce aura donc été faite. « Une épidémie se répand comme un feu de broussailles... » La presse médicale américaine et anglaise [1], celle que lisent près de 100 000 médecins dans le

1. Il s'agit du *New England Journal of Medicine,* édité à Boston, et du *Lancet* de Londres, tous deux hebdomadaires.

monde, y va de cinq articles signés de cinq groupes d'auteurs différents. Cinq présentations indépendantes avec des liens de ressemblance évidents : infections graves et/ou sarcome de Kaposi, telles sont les manifestations communes à tous ces « premiers » malades.

A Paris, dès février 1982, un député RPR lance une question perfide au ministre (alors communiste) de la Santé à propos de la protection de nos jeunes gens face à une homosexualité, telle la rose, « grimpante »... Il est vrai que, redoublant à leur tour dans l'impair sémantique, des médecins américains avaient candidement inventé l'étiquette « GRID » pour « Gay Related Immuno-Deficiency », en français : déficit immunitaire lié à l'état homosexuel.

Ces premiers signes ne présagent rien de bon, pas plus du côté des malades (la mortalité annoncée coupe le souffle : 40 % en quelques mois) que de la presse, des politiciens, ou même des médecins. L'immunologie, discipline médicale presque neuve en France, et qui n'avait pas encore connu le baptême du feu, une discipline jusque-là plutôt versée dans des exercices d'École supérieure de médecine pour cadres d'élite, l'immunologie dispose de quelques réservistes, et elle est, entre toutes disciplines biomédicales, directement prise à partie par ce nouveau « déficit immunitaire ». Des médecins volontaires se regroupent pour participer et, si possible, contribuer à répondre aux questions principales : Qu'est-ce que cette nouvelle maladie ? Qui en est affecté ? Comment se déclare-t-elle ? Comment se transmet-elle ? A quoi est-elle due ? D'où vient-elle et pourquoi maintenant ?... Le premier objectif tactique des médecins du monde entier, tous concernés par cette explosion, sera d'essayer de dénouer l'imbroglio, et de façon urgente; pour cela, un travail d'*enquêtes,* de recoupements, de recherche d'indices, aux

États-Unis, mais aussi aux Caraïbes, en Europe, au Japon, et surtout en Afrique, va se mettre en œuvre. Des médecins inspecteurs sont nés, hybrides du Dr Livingstone [1] et de l'inspecteur Colombo. Leur première (fausse) piste : le péril rose.

1. « Doctor Livingstone, I presume », s'était exclamé le journaliste Stanley, retrouvant, après deux ans de recherches, le très britannique docteur, médecin au fin fond de l'Afrique où il soignait les indigènes.

PREMIÈRE PARTIE

HISTOIRE DU SIDA ET DE SON VIRUS

1. LA MONTÉE DES PÉRILS

LE PÉRIL ROSE

Dans le premier trimestre 1982, le label qualité homosexuelle de la maladie est donc déposé. Avant le SIDA, nous aurons eu le Gay-SIDA. L'ambiguïté de cette désignation médicale va entretenir ou susciter toute une série d'interrogations indiscrètes sur les « mytères des rites homosexuels » : une maladie de l'immunité liée à l'état homosexuel... A la lettre cela ne voulait rien dire s'il s'agissait d'un microbe transmissible, mais pouvait tout sous-entendre d'une certaine « spécificité » homosexuelle. Une ou des « pratiques spéciales » à l'homosexualité seraient la cause immanente au Gay-SIDA. La rumeur ainsi mise en éveil ne ménagera pas ses incursions en pays réservé, et insolite pour les exclus : atmosphère de back-rooms [1], fumées troubles de saunas, violences physiques des contacts et échangisme record. Lorsqu'ils devront en écrire l'histoire, les socio-ethnologues auront à choisir qui des pratiquants homosexuels ou des regardants hétérosexuels auront été les plus spectaculaires dans leurs

1. Pièces retirées et sombres des bars et boîtes de nuit homosexuels.

dérapages. Le mode de vie homosexuel largement étalé au public, passé au crible sans ménagement ni prudence, jamais sans doute on n'aura été averti avec autant de complaisances technico-phantasmatiques de ce qui se passe chez les autres...

Un début fracassant, hollywoodien et terrifiant, avec accrochage publicitaire (le label homo) « réussi » comme rarement, et comme pour embrumer l'ensemble, une mèche médicale (le déficit immunitaire gay) qui fera long, trop long feu. Pourtant, le SIDA n'est pas une maladie liée à l'*état* homosexuel, et elle ne l'aura jamais été. Les virus, même en 1984, ne sauraient pas reconnaître les homosexuels et personne en biologie n'a jamais envisagé que ce soit pensable. En revanche, rien ne permettait d'écarter, en janvier 1982, qu'un produit toxique, particulièrement utilisé par les homosexuels ait pu être à l'origine de l'épidémie.

Le modèle de l'huile espagnole frelatée et toxique était encore dans les esprits. On se souvient, qu'à l'été 1981, l'huile d'olive espagnole avait mauvaise réputation parce qu'une fraction de la production contenait, pour des raisons toujours obscures, un ou plusieurs toxiques, aux effets gravissimes. Les homosexuels, eux, consommaient abondamment un produit chimique à évaporation ultrarapide (et odeur de banane) : le nitrite d'amyle et ses dérivés. Contenu autrefois dans des ampoules de verre scellées, le produit très volatil était libéré brusquement avec un claquement sonore qui fait « pop », ce pourquoi les Américains en avaient, depuis Anaïs Nin, traduit l'onomatopée par « Popper ». Certains en étaient grands inhalateurs au point que le flacon avait remplacé l'ampoule, et la paille binasale branchée dans le goulot le coton ingénu qu'on devait se mettre rapidement sous le nez sous peine de ne respirer que ses doigts. Des hectolitres entiers de Poppers en bouteilles étaient ainsi déversés dans les narines des

« homos ». Mais ce produit était largement utilisé depuis trente ans, et pas seulement par eux. Il fallait donc, pour expliquer le Gay-SIDA, inventer le « Popper frelaté » et d'hypothétiques filières marginales.

Dans cette période initiale, les médecins parisiens ne sont pas inactifs. Il n'y a pas plus de cinq malades dans le premier trimestre 1982, mais tout indique que cette maladie immunologique devra « toucher » l'Europe, quelle qu'en soit l'explication, toxique ou autre. Les liens transatlantiques n'ont-ils pas connu une expansion massive, à proportion de la baisse du dollar et de l'ascension des modèles culturels américains ? Les homos de chez nous n'ont-ils pas importé de cette Amérique-là la marque Gay, bien que la richesse sémantique du mot [1] ne s'y retrouve pas ? Le Popper, de fabrication (ou label) américaine, ne coulait-il pas à flot, via le port d'Amsterdam, à quelques heures à peine de Paris, sous des étiquettes anglo-saxonnes rutilantes ?

Les premiers cas vus à Paris laissaient envisager qu'un « polluant américain consommé sur place » pouvait être incriminé. Les quelques Français atteints avaient eu, *pour la plupart,* des contacts à New York. Sans être absolument convaincus du crédit qu'on devait faire à l'hypothèse, mais à défaut d'un meilleur conducteur, les médecins parisiens renseigneront le Centre d'Atlanta, avec l'aide diligente des médecins gays organisés, sur les marques de Poppers utilisées à Paris, leur origine vraisemblable (Amsterdam) et leurs distributeurs principaux. Parallèlement,

1. *Gay,* en anglais : mot provençal d'origine (et plus loin, venu du vieux haut allemand Gahi : impétueux, rapide, pressé) qui veut dire : joyeux ; brillant et d'apparence vive, de couleur vive ; de premier ordre, excellent, habile au raisonnement ; vivant de façon immodeste ; de bon aspect ; alerte ; qui porte haut sa queue (quand il s'agit d'un animal à queue) ; impertinent (sources : *Webster's Dictionary*).

ils rédigent un court mémoire reprenant les faits et hypothèses sur la « nouvelle » maladie, étude adressée en février 1982 à leurs confrères des services hospitaliers parisiens qui, du fait de leurs spécialités, devraient voir arriver de tels malades. Simultanément, un groupe de réflexion est organisé, travaillant en collaboration bénévole avec le ministère ou ses représentants. Enfin, comme en dépit du brouillard rétrospectivement absolu où tous et toutes étions, il paraissait clair que l'histoire « commençait » en Amérique du Nord, on procéda à un tour d'information et de sensibilisation des milieux supposés du jet-set franco-américain : à l'hôpital américain de Neuilly, au théâtre le Palace, et à Fréquence Gaie, la radio libre homo. « Attention Amérique – Stop – Danger Poppers, saunas, backrooms, ou autres festivités locales – Stop – Arrêtez tout. » Sans se faire trop d'illusion sur l'impact du message! En revanche, le dollar avait pris son irrésistible ascension limitant le risque aux plus aventureux puisque les moins démunis. Contact est pris également avec les Anglais dont les liens avec New York sont au moins aussi fréquents qu'avec Paris. On obtiendra là un écho assoupi, quoique encourageant, nous incitant à poursuivre les efforts d'information.

La fable des Poppers deviendra conte de Grimm lorsque l'on découvrira les premiers cas de SIDA sans Poppers chez les homosexuels absolument réfractaires à l'odeur, et chez des hétérosexuels ne sachant pas même en écrire le nom. Mais, comme il sera d'usage dans l'histoire du SIDA, les rumeurs tiennent mieux que ne le voudraient le bon sens et les faits. L'odeur du Popper SIDA flottera encore longtemps, assez pour que des dizaines de souris du laboratoire d'épidémiologie d'Atlanta soient mises en cage à restriction et à Popper obligatoire 8 à 12 heures par jour, pendant des mois... Jusqu'à ce que, écœurées mais toujours saines, sans le moindre SIDA, les pauvres murines soient libérées – provisoirement – de leurs entraves à l'annonce d'une hypothèse nouvelle : l'échangisme.

Les homosexuels américains atteints du SIDA se classaient en deux groupes : ceux qui avaient eu moins de 70 « partenaires » dans la dernière année, et ceux qui en avaient connu *plus*. La moitié des malades se recrutaient donc parmi les affairés à « + 70 ». Et, vertige des chiffres, les champions dépassaient 1 000, ce qui posa des problèmes de comptabilité. L'un de nos consultants ne devra-t-il pas, pour répondre à notre indiscrétion, recourir à sa calculatrice de poche et composer quelques opérations avant de pouvoir annoncer son chiffre pour la dernière année : 640... Cette promiscuité des homophiles était évidemment riche de métaphores, sources de réflexion et d'inventions parfois productives en biologie. Mais le sujet prêtait aux glissements et, par une sorte de projection sociobiologique, on inventa le « surmenage immunitaire ». En effet, les homosexuels échangistes contractent souvent lors des contacts intimes des maladies diverses (maladies vénériennes, hépatites, infections à herpès, à cytomégalovirus, amibes, et quelques autres « pathologies tropicales »). Un « surmenage immunitaire », résonance métaphorique du surdosage sexuel, pouvait en résulter. Le système immunitaire devait affronter ces microbes, et les médicaments prescrits contre ces derniers. Les deux ensembles pouvaient être particulièrement *stimulants* pour le système immunitaire qui fait ses ordinaires de l' « étrange », naturel (microbien) ou synthétique (médicamenteux).

L'énigme du Gay-SIDA pouvait ainsi se résoudre en un concept fort simple. Nous connaissons tous le surmenage mental (tous, exceptés les savants du cerveau), pourquoi exclure dès lors le surmenage immunitaire, du fait de sollicitations excessives, la « fatigue immunitaire » jusqu'au point de l' « épuisement ». Cette hypothèse pourtant avait deux faiblesses intrinsèques : à titiller trop fortement et trop longuement le système immunitaire, comme un muscle du fait de son utilisation intensive, on le *gonfle* plutôt qu'on ne l'aplatit... La fonction immunitaire, qui s'exerce en fonction des stimulations, *crée* l'organe et pas le contraire, ainsi nous l'avaient enseigné nos maîtres, dont certains pourtant furent près de se renier devant le « problème » SIDA. Le diable, bien entendu... Et malgré la mayonnaise statistique où tout le monde se mélange et où domine le goût du plus sapide aux dépens des plus discrets, il y avait aussi des cas de Gay-SIDA chez de gentils monogames; et même si l'analyse par globalisation tend à en omettre l'existence, il y a bien eu au moins plusieurs dizaines (!) d'homosexuels à partenaire fidèle ou fidèles à leur partenaire, et l'on a vu le SIDA dans ces couples frapper non pas le dragon des saunas fumant, mais le fidèle et casanier partenaire, dans sa cuisine. Ces cas monogames auraient dû démonter d'eux-mêmes la théorie de la crêpe immunitaire aplatie sous le monceau des cataplasmes ou des microbes! Mais rien de raisonnable ne semblait devoir arrêter la nouvelle déferlant depuis trop longtemps en gestation peut-être, contenue derrière les barrages des nouveaux droits civiques...

Elle déferla, en effet, mais sous une version très inattendue, originale... Le sperme lui-même devint l'agent maudit de surmenage immunitaire : Sodome et Gonocoques auraient été le duo responsable du Gay-SIDA. Des médecins, biologistes savants, annoncèrent ainsi la venue d'un Ante-sperme « immuno-suppresseur ». Devenu tel, car, comme on cherchait à le faire connaître aux prophètes du sperme-qui-tue, les Grecs déjà, il y a bien longtemps, les Méditerranéens, certains en tout cas, les marins quelquefois, et même les femmes, avaient été exposés depuis quelques dizaines de siècles au risque spermatique sans en faire une anémie lymphocytaire. Le sperme immuno-énervant fut malgré tout doté de quelque crédit et de quelque argent. De nombreuses souris, une fois encore, pour apaiser le cyclone conceptuel, durent subir le suprême affront : du sperme humain injecté par voie... intraveineuse. L'annonce des premiers cas de SIDA après transfusion de sang en juillet-août 1982 allait discréditer sans plus de vaines polémiques les Fouquier-Tinville de la semence pestilentielle.

LA PESTE ROSE

Durant les mois de juillet et d'août 1982, les cartes « multifactorielles » empilées à la hâte autour de l'homosexualité masculine vont brusquement s'effondrer. On a, en effet, repéré des cas chez des femmes, puis chez des enfants hémophiles, chez des hommes héroïnomanes, et surtout, fin de tout un « mystère », chez un nourrisson transfusé à la naissance et un hétérosexuel certifié transfusé à Haïti... Le SIDA est donc transmissible par le sang transfusé ou par ses dérivés. Une information chargée de conséquences. Et d'abord, que le sang, prélevé chez un donneur par la ponction d'une veine au pli du coude, ne véhicule pas de spermatozoïdes! Le sang contient des cellules (globules rouges, globules blancs et plaquettes) et du plasma. Si la « chose » porteuse du SIDA se trouve dans le mélange sanguin, c'est que l'agent SIDA est forcément un microbe...

La population homosexuelle, de plus en plus durement affligée par le nombre croissant de sujets atteints, « sort » de son isolement, certains disaient ghetto (écrit parfois Gay-To) : « ils » ne sont plus les seules victimes, à l'évidence, et le « Gay Related Immuno... » en mourra. Pas la maladie, qui continuera de se comptabiliser par centaines et avant peu par un millier. Mais le passage du sperme au sang n'était évidemment pas fait pour en adoucir le partage. Du Gay-SIDA au SIDA tout court, c'était aussi tomber de gay-Charybde en SIDA pour tous... Et la grande panique commença... La transmission de la maladie hors « homo-sexe » ouvrait en perspective la possibilité d'une apocalypse microbienne *tomorrow*.

Pour faire bonne mesure, les CDC [1] trouvèrent au SIDA un air de ressemblance avec l'hépatite à virus B. L'hépatite B et son virus se transmettent par le sang et les produits sanguins, ainsi que lors des contacts intimes. Donc, le SIDA *« se transmet comme l'hépatite à virus B »*. La bombe était lancée.

Les retombées de ce monumental champignon analogique seront grandioses. Les manipulateurs de sang humain, les candidats à la transfusion, les industriels des produits sanguins, puis les infirmiers(ères) et les aide-soignants(es), les éboueurs et les embaumeurs, les ambulanciers et les secouristes, les gardiens de prison, certains policiers et même des journalistes en mission sur le SIDA, jusqu'aux verres à dent et enfin les verres tout court, tout le monde a peur et tout le monde délire. Le fléau SIDA, la peste rose, et même l'idée d'une étoile rose pour signaler les parias, tout sera dit, agité, vitupéré... jusqu'à ce que, peu à peu, reviennent les faits et la réflexion. Les mots ont un ou plusieurs sens. Si le SIDA se transmet par les mêmes voies que l'hépatite B, cette seule analogie *d'itinéraire* ne comporte aucune précision sur les niveaux de ressem-

1. Les « Centers for Disease Control », à Atlanta, sont chargés de la surveillance des épidémies. Ils auront joué un rôle capital dans les enquêtes.

blance entre SIDA et hépatite B en général. Or, il apparaîtra peu à peu que la contagiosité du SIDA n'aura pas grand-chose à voir avec celle de l'hépatite B. Aucun médecin ni aucun employé du secteur paramédical n'a contracté la maladie dans les conditions habituelles de son exercice professionnel où la fréquence de contamination au virus de l'hépatite B se mesure en dizaines de pour cent.

A quelque chose malheur est presque bon : le SIDA (sans Gay) monte en flèche au hit-parade de la santé publique américaine. Number one, l'ennemi public de la santé cote alors 14 millions de dollars en plus... Les politiques font à leur tour monter les enchères. 30 millions, qui dit mieux? Les médecins et biologistes vont donc intervenir massivement. Mais que faire?

La médecine, tout d'abord éberluée, n'en croit pas ses diplômes. Comme ses aïeules impotentes, la médecine occidentale (et singulièrement la médecine américaine, la mieux armée du discours des sciences et des techniques) se retrouve à l'écoute de ce qui s'annonce sans cesse plus clairement. La Grande Secousse infectieuse de la fin de ce siècle! Pour la biologie médicale, une guerre vient d'être déclarée. Les discours médicaux sont remplis de ces imprécations qui fustigent l'ennemi et lui annoncent de dures représailles antibiotiques ou vaccinales... Mais pour commencer la campagne, les cartographes des états-majors médicaux n'ont pas de relevés sérieux au matricule d'« Alien » : le SIDA, connais pas! Il va falloir pourtant calmer ce vacarme, arrêter ces tourbillons, ce vent de folie qui fait peur et se nourrit de la peur; la médecine doit faire quelque chose de ses devoirs. Trouver... mais quoi?

Démêler, déchiffrer, ranger, donner un sens à tout ce chaos; première urgence, comprendre ce qui arrive. Il faut que la médecine sache et fasse connaître ce qu'elle sait. Savoir où, comment, qui, pourquoi, depuis quand et, le plus vite possible, par qui vient le mal, par quel agent pernicieux se transmet le SIDA d'humain à humain. Parallèlement, mais probablement à la suite, trouver les parades : les remèdes contre la maladie déclarée, certes, mais ça ne se fera pas d'un claquement de pénicilline. Il y faudra du temps, et beaucoup de travail. Avec X, l'agent du SIDA, la tâche n'est pas simple!

2. L'ENQUÊTE

Entre tous les fils qui se nouent autour du SIDA, entre toutes les interrogations qui pèsent, il en est un qu'il faut démêler, une qui presse de façon urgente : qui est l'agent du SIDA? De la réponse pratique à cette question devraient naître naturellement les moyens de l'identifier chez un sujet donné, de s'attacher à le neutraliser ou, au moins, de le circonscrire. En tout cas, une réponse permettrait de poser la question non plus en termes irrationnels mais réels, premiers pas indispensables pour progresser dans le savoir menant à la maîtrise du SIDA.

DE LA MÉTHODE ET DES PRINCIPES

Trouver l'agent, ce n'est évidemment pas si simple... Il y faudra de l'habileté et, sans doute, de la chance. Mais pour minimiser les impondérables aléatoires, il faudra aussi des principes. Principes dits « épistémologiques », capables d'organiser *a priori* les démarches nécessaires à la progression de l'enquête.

Entre les mille et une hypothèses que les faits pourraient nous suggérer, nous choisirons la « moins chère ». Le coût scientifique d'une hypothèse s'évalue en terme de quantité d'incertitudes et de spéculations qu'elle introduit, ou encore en termes de temps, à savoir le temps nécessaire à sa vérification par les faits. C'est donc un choix qui va s'opérer parmi une série d'hypothèses possibles. Toutes les hypothèses, de ce point de vue, ne sont pas également « bonnes ». L'hypothèse la meilleure sera celle qui, au moindre coût scientifique, permettra de relier, selon la vraisemblance, le maximum de faits dont s'illustre la maladie. La meilleure hypothèse sera en même temps douée d'une bonne productivité : les manœuvres nécessaires à sa vérification feront accroître la connaissance de la maladie et de ses mécanismes.

Conformément à ces principes doctement établis par les épistémologues, ceux qui nous donnent en quelque sorte les instruments intellectuels et conceptuels de la « découverte », une véritable *medical detective story* va se mettre en place, depuis le recueil des faits décrivant l'agent type jusqu'à la confrontation du suspect avec les agents *déjà* connus. Mieux vaudra chercher à midi-ancien qu'à quatorze-heures-nouvelles. Il est en effet moins cher de *re*trouver que de trouver, pourquoi chercher là-bas ce qu'on aurait retrouvé ici.

L'AGENT ET SES VICTIMES

Trouver... mais qui? Premiers désignés : les virus. Car un virus, surtout, peut s'offrir les longs délais qui séparent la contamination de l'apparition de la maladie après transfusion de sang. Aucun toxique ne pourrait être aussi longtemps présent dans le sang d'un individu sans qu'il en ait été avant peu incommodé. Les virus au contraire peuvent être portés par des individus d'apparence tout à fait saine.

Un virus est une microparticule, visible seulement au

microscope électronique. Il s'agit de quelques centaines de nanomètres à agrandir quelque dix mille à cent mille fois pour en obtenir une photographie. Les constituants chimiques d'un virus sont divers mais la partie essentielle à leur survie est leur acide nucléique, qui contient les informations nécessaires à son fonctionnement et à sa reproduction. Cette structure est dotée de propriétés qui lui permettent d'être « recopiée », donc reproduite. Mais l'acide nucléique viral à lui seul est incapable de se copier lui-même et le virus doit emprunter à la cellule les ingrédients nécessaires : imprimerie cellulaire, machinerie, matières premières et énergie. Les virus sont par définition des parasites intracellulaires obligés. Certains virus, en se multipliant dans la cellule hôte, peuvent entraîner la mort de la cellule par éclatement (virus lytique). D'autres virus sont mieux tolérés et « entretenus » par la cellule parasitée qui permet ainsi sa reproduction sans pour autant en « mourir ».

Un certain nombre de virus peuvent aussi s'intégrer aux chromosomes [1] de la cellule porteuse. L'acide nucléique viral se loge quelque part, dans une ou plusieurs régions de l'acide nucléique cellulaire dans lequel il s'infiltre. Cette addition ou recombinaison génétique aura des effets variables sur le fonctionnement de la cellule. Ainsi placé au centre des commandes de la machinerie cellulaire, le virus pourra, par exemple, déclencher une production anormalement massive de substances que la cellule produit habituellement en quantité infime. Les conséquences de cette surproduction sont variables selon la nature du constituant produit. Soit un enzyme découpeur de l'armature intracellulaire, il risquera de faire perdre à la

1. Les chromosomes sont, dans le noyau d'une cellule, la forme visible de stockage des acides nucléiques.

cellule certains éléments internes nécessaires à son maintien dans l'ensemble des cellules voisines. (La « transformation cancéreuse » peut être le résultat spectaculaire d'une insertion de virus dans le noyau d'une cellule. « Transformée », elle se multiplie sans le frein que lui offre normalement le contact physique de ses voisines.) Les cellules normales sécrètent des substances « hormonales » destinées aux cellules proches. (Une cellule en culture, c'est un escargot sur une feuille de salade : elle suinte). « Transformée » parce qu'un virus s'est inséré dans son noyau, la cellule pourrait sécréter massivement ces hormones sans que les modifications qui conduisent à la « cancérisation » surviennent obligatoirement. Pour le SIDA où l'enquête va désigner un virus capable de s'insérer dans le noyau de la cellule hôte, nous serons conduits à évoquer ce type de « transformation ».

Un virus intégré dans le chromosome de la cellule porteuse peut aussi rester latent, sans modifier de façon perceptible les comportements de la cellule qui l'héberge. Dans ce cas, la présence du virus n'est décelable que sous la forme d'un « plus » d'information correspondant à la séquence de l'acide nucléique viral, un plus par rapport à l'information contenue dans le noyau d'une cellule vierge. Parmi l'ensemble des virus, les rétrovirus représentent une vaste famille. Ils sont capables de « faire le chemin à l'envers » de l'acide nucléique viral à l'acide nucléique cellulaire, disposant de l'équipement chimique qui lui permet de se recopier avant de « retourner » dans le chromosome pour s'y insérer. La « REverse TRanscriptase » est l'enzyme, instrument de ce « retour », d'où la dénomination : RETRo. En raison de cette dotation, les rétrovirus sont particulièrement aptes à induire des phénomènes de « transformation » au sein de la cellule qu'ils infectent.

D'où viennent les virus dans l'histoire du monde des

vivants? L'hypothèse qui prévaut est qu'ils représentent des fragments d'acides nucléiques de cellules complètes mais toujours en dépendance d'une cellule; un virus, ce serait une chute au montage du ruban chromosomique dans l'histoire des cellules; un minuscule sous-marin, mobile dans l'espace cellulaire, détaché de la grande station chromosomique mère vers laquelle il tend à retourner, toujours, à défaut d'autonomie réelle.

Trouver un virus spécifique au SIDA consistera d'abord, sans s'intéresser à la « particule », à retrouver et réunir les faits touchant au SIDA de plus ou moins près, et le détour paraîtra quelquefois lointain. Au travers des symptômes de la maladie et des organes lésés, nous retrouverons les cellules que le virus pourrait infecter. Ce sera un élément d'information majeur : montre-nous qui tu fréquentes, nous saurons un peu mieux qui tu pourrais être. Faire un relevé mondial de la maladie et en tracer l'esquisse sur un planisphère : dis-nous où tu fréquentes... Essayer de retracer la route du SIDA dans le monde et dans l'histoire du monde, comment le SIDA est « parvenu » aux États-Unis. La reconstitution historico-géographique pourrait nous donner des indices caractéristiques. La route interhumaine du virus (comment, par quelles voies, peut-il passer d'un humain à un autre) nous fournira encore un élément signalétique. Dresser alors du coupable un portrait-robot, que l'on ira comparer à ceux des virus patibulaires déjà connus. Diffuser l'avis et l'état des recherches via Interpol-médical par tous les moyens utilisables : conférences, séminaires, colloques, publications, téléphone... Partis des faits, gardant en mémoire la fiche signalétique de l'agent type, il nous faudra enfin démontrer que le suspect recherché est présent chez chacun des malades.

Mettre en évidence le virus fantôme chez un sujet

donné, mais comment faire? Être vivant minimal, le virus se *reproduit*. Avec l'aide de la cellule qui l'abrite (il lui emprunte tout le matériel nécessaire) et d'autant mieux qu'elle-même se reproduit. Si l'on a pu repérer les cellules susceptibles d'abriter le virus cherché, si l'on dispose des moyens techniques indispensables, si l'on est capable de *cultiver* les cellules, de façon qu'elles se multiplient dans les laboratoires-serres où l'on fait de l'élevage cellulaire à l'aide d'*engrais* biologiques nécessaires, si, dans le mouvement de la cellule en multiplication, le virus veut *bien* se laisser aller à se faire engraisser lui aussi, alors, il se *montrera* sous les lunettes d'un microscope électronique. Sa physionomie photographiée ne suffira pas à l'identifier précisément. Des virus aux effets fort différents peuvent avoir la même silhouette ultramicroscopique. Il faudra donc poursuivre sa caractérisation à l'aide de la chimie. Quels sont ses constituants, en sucre, en protéines, en acides nucléiques? Pour cela, faire appel aux techniques ultrasophistiquées de la biologie moléculaire.

A l'aide de « sondes » moléculaires traceuses [1], on essaiera de repérer, au sein des hiéroglyphes chromosomiques, un segment d'acide nucléique étranger à la cellule hôte qui pourrait être celui d'un virus. Cette technique performante ne sera applicable que si l'on sait qui l'on cherche. La sonde moléculaire qui permet de repérer la séquence « plus » n'est utile que pour un virus dont on connaît déjà la séquence de l'acide nucléique. C'est rappeler l'importance des premiers temps de l'enquête, qui

1. Les sondes moléculaires traceuses sont des copies conformes mais *inversées* de la séquence d'acide nucléique du virus. Ces contretypes ont la propriété de s'apparier très fortement à l'acide nucléique du virus dont elles sont la copie inversée. Ces sondes sont délibérément « marquées » selon divers procédés et ainsi repérables. On peut donc en suivre la « trace », dans un chromosome par exemple.

devraient permettre de désigner un suspect. A défaut ou conjointement à ces techniques, une autre possibilité de repérage, beaucoup moins ardue, peut, éventuellement, s'offrir. Les virus en multiplication ont l'heureuse impudence d'exposer leurs molécules à la surface des cellules qu'ils squatterisent. Non seulement ils détournent, à leur seule fin de reproduction, l'essentiel de la machinerie cellulaire, mais encore ils plantent leurs propres protéines à la surface de la cellule victime. Des surfaces que les patrouilles immunitaires sont chargées d'inspecter jusqu'au plus petit arrière-coin moléculaire. Les cellules immunitaires repèrent l'écriteau « étranger » et sécrètent l'alerte. Des anticorps se forment, et s'ils ne suffisent pas à libérer l'organisme de la piraterie virale [1], ils signalent indirectement la présence d'un virus chez un individu, à partir d'une simple prise de sang.

LA LOGIQUE DE L'ACCUSATION

Mettre en évidence un virus sur les lieux de la maladie ne fera pas la preuve de sa responsabilité. Il faudra encore minutieusement vérifier son emploi du temps par rapport à l'histoire du malade et celle de la maladie. A maladie nouvelle dans le monde occidental, virus nouvellement introduit dans cette partie du monde (en Amérique du Nord, en Europe...). Chez un malade donné, le virus doit se trouver *avant* pour qu'on puisse en faire un coupable plausible, car s'il ne se retrouvait qu'*après* le début de l'affection, il serait évidemment innocent, au mieux seulement l'un de ces nombreux microbes opportunistes profitant de la perte des défenses immunitaires pour coloniser

1. Parce que les virus sont pour l'essentiel *à l'intérieur* de la cellule qu'ils infectent, donc inaccessibles aux anticorps.

quelques cellules sans défense [1]. L'inculpation formelle du suspect restera la partie la plus difficile de l'enquête puisque l'on entreprend les recherches après coup, précisément chez un sujet déjà malade. A moins de disposer d'échantillons de sang d'*avant* la maladie, ce qui permettrait après coup de reconstituer la séquence peu ambiguë suivante : dans le sang du sujet encore apparemment sain, présence silencieuse du virus [2], puis, maladie. Les congélateurs du Centre de surveillance d'Atlanta ont conservé depuis 1976 des sérums de volontaires participant à une enquête médicale d'alors. Certains d'entre eux ont aujourd'hui le SIDA... C'est ce que le jargon médical brut appelle des « malades informatifs »... autant qu'exceptionnels.

Mais parallèlement, les investigations se poursuivent de façon à étoffer les éléments de preuve qui convergent sur le ou les suspects. Le passage de suspect à coupable s'opère graduellement, à proportion de la qualité des liaisons établies entre un virus donné et la maladie. Chaque collage élève la suspicion au point où l'on peut confondre signalement type et signalement de fait. On tente alors, au laboratoire, la reconstitution de la forfaiture. Des cellules cibles provenant de sujets sains lui sont exposées pour vérifier que son comportement dans un tube à essai, *in vitro,* mime ou reproduit certains, au moins, de ses effets *in vivo,* chez le malade. On peut alors tenter de procéder à la reconstitution grandeur presque nature du méfait. C'est l'heure de la vivi-expérimentation sur des animaux potentiellement susceptibles. Mais cette étape n'est pas néces-

1. Le SIDA est précisément un état de perte des défenses immunitaires.

2. Les virus pour la plupart, et surtout pour celui du SIDA, sont longtemps « silencieux » chez les sujets porteurs et peuvent ne se révéler par une « maladie » que des mois, voire des années plus tard.

saire si la conviction a pu s'établir sur l'ensemble des recoupements précédents. Elle n'est d'ailleurs pas si fructueuse, soit que les animaux sont insensibles aux virus humains, soit que la maladie induite n'ait plus grand-chose à voir avec la maladie humaine. Par ailleurs, l'observation de maladies spontanées chez l'animal ressemblant d'assez près à celles de l'humain pourra éventuellement contribuer à l'établissement de la « vérité ». Mais la vérité biologique n'est pas celle de la justice. En bonne logique scientifique, le coupable sera retenu comme tel, même si, à défaut de l'improbable preuve par neuf [1], l'amalgame des faits rassemblés rend la collusion virus théorique-virus isolé plausible. Le « bio-logique » peut se satisfaire, lui, de ces preuves indirectes, où ce qui est plausible, compatible, vraisemblable est souvent suffisant. Toutefois, avant de se prononcer sur la responsabilité du suspect, on aura méticuleusement vérifié qu'aucun alibi ne peut invalider l'accusation; ce que la démarche scientifique doit alors s'efforcer d'établir c'est l'impossibilité d'exclure le suspect désigné. Cette recherche de la preuve *négative* est, au moins, aussi importante que la collecte des faits positifs impliquant le suspect.

Trouver le virus du SIDA consistera à conduire une enquête dans le droit fil de la tradition médicalo-policière sans grande innovation, de Sherlock Holmes à Colombo, de Pasteur à Livingstone.

1. L'inoculation à l'animal susceptible du virus supposé coupable et la reproduction grandeur animale de la maladie humaine à la suite.

LES PIÈGES

La route est, comme il se doit, parsemée de chausse-trapes, techniques ou conceptuelles. Établir la présence du virus sur les lieux du SIDA n'est pas seulement incertain du fait des techniques qu'il faut y employer. Définir sans ambiguïté le SIDA et en établir le relevé mondial sont deux entreprises mal assurées au départ de l'enquête.

Le SIDA, comment le définir et comment le reconnaître? C'est une maladie en apparence nouvelle, et pour les médecins du monde occidental, elle l'est assurément. Comment fait-on pour décrire et baptiser une nouvelle maladie? En collectant des faits – les symptômes – que l'on ordonne et classe. Les symptômes sont, à la lettre, apportés par le malade : « Je ne me sens pas bien », « J'ai maigri », « J'ai de la fièvre », « Je ne suis pas comme avant ».... L'interrogatoire médical va aider à faire ressortir ce qui pourrait être inhabituel, de l'ordre d'un changement, chez ceux et celles qui viennent consulter. Ces symptômes associés chez un même malade, ces groupements de signes de *quelque chose qui ne va pas,* vont permettre de dessiner un « syndrome », ensemble de symptômes. Le Syndrome d'Immuno-Déficience Acquise est ainsi un ensemble de signes-symptômes qui témoignent d'une défaillance de l'immunité. Cette défaillance a pour conséquences la survenue d'infections à certains microbes ou d'un cancer de la peau, le sarcome de Kaposi. La défaillance immunitaire est dite « acquise » dans le SIDA, par opposition aux défaillances du système immunitaire dont certains nourrissons peuvent hériter de leurs parents.

Les médecins-cliniciens, ceux qui vont au chevet des malades, auront fourni les premiers relevés descriptifs. De la qualité et de l'intelligence de ces notes primordiales dépendait toute la suite de l'enquête. Il fallait circonscrire autant que possible ce qui *est* de ce qui *n'est pas* SIDA.

Le SIDA est reconnu par deux ordres de manifestations : des infections d'un certain type ou le sarcome de Kaposi. La difficulté ne serait pas tant de tout prendre : grippes, rhumes, eczémas, furoncles, etc. pour des infections de type SIDA que, précisément, de pouvoir reconnaître les infections qui authentifient le SIDA car, contrairement à la généralisation répandue, ces malades n'attrapent pas n'importe quoi. Aussitôt dit, aussitôt difficile : *toxoplasmes*[1] dans le cerveau; *pneumocystis*[1] dans le poumon; *cryptosporidium*[1] dans l'intestin, etc. Cette « poétique » médicale des microbes n'est pas seulement phonétiquement laborieuse, elle est ardue à énoncer, à bon escient, chez un sujet donné qui souffre, l'un du cerveau, l'autre du poumon ou de l'intestin; le repérage de ces germes suppose un pouvoir-faire d'examens qui sont pour la plupart nouvellement accessibles. Donc inaptitude d'une fraction du monde médical et surtout impossibilité de pratiquer ces examens dans les quatre coins du monde. Les témoignages médicaux seront ainsi entachés de cette première faiblesse. Techniquement, le diagnostic de SIDA est forcément délicat en Afrique centrale. De ce fait, pour le synthétiseur, l'orchestration géographique du SIDA ne pourra s'accorder aux « Y a pas d'SIDA chez nous! », d'autant que le filet de voix qui les annonce fait parfois suivre en ton majeur le « ... et de toute façon y a pas d'homosexuels ici... » Au registre SIDA international, ne pourront entrer que les descriptions positives à condition qu'elles satisfassent la description de référence. Mais... quelle est cette description étalon ?

1. Organismes sources d'infections caractéristiques du SIDA.

A l'Université de Vienne (Autriche), le Dr Kaposi, vers 1872, avait décrit une maladie de peau propre aux Méditerranéens, Arméniens, Juifs d'Europe centrale, Italiens du Sud, Corses... Maladie assez bénigne puisque la « survie » était supérieure à dix, voire quinze ans. On connaissait donc, avant le SIDA, une maladie portant, comme il était d'usage au XIXe siècle, le nom de son découvreur.

A partir de 1948, toujours avant le SIDA, le territoire Kaposi s'était élargi une première fois avec l'Afrique. Les dermatologues puis les pathologistes (ceux qui vous prennent un minuscule fragment de peau, le découpent en tranches ultrafines et transparentes à leurs yeux puisqu'à l'aide d'un microscope ils lisent sur ces fragments le diagnostic exact) avaient bien reconnu sur la peau de nombreux Africains le signe « Kaposi ». Ils repéraient aussi que le signe Kaposi microscopique recouvrait en Afrique deux maladies à l'évidence fort différentes. L'une proche de celle des Méditerranéens, assez peu affligeante (forme « indolente » du Kaposi), l'autre beaucoup moins fréquente, mais beaucoup plus « méchante » où les lésions ne se limitent pas à la peau mais touchent de nombreux organes (ganglions, poumons, intestin, cœur, etc.) et sont rapidement mortelles (forme « agressive » du Kaposi).

Depuis l'apparition du SIDA en Amérique, le champ du Kaposi, affection rare jusqu'alors dans nos régions, s'est considérablement agrandi sans qu'on ait cru devoir faire les retouches descriptives nécessaires. Un même nom désigne encore aujourd'hui les Kaposi-SIDA et les Kaposi « classiques ». Si bien que la nomenclature médicale ne sait pas bien faire la différence entre un cas de SIDA avec Kaposi et un Kaposi sans SIDA... D'autant qu'il existe des cas de Kaposi chez des homosexuels jeunes qui pourtant ne semblent pas avoir le terrible SIDA... Bref, les malades qui n'ont que la maladie de peau (Kaposi), à l'exclusion des infections type SIDA, ne devraient pas être comptabilisés au registre. C'est notamment le cas de la plupart des Kaposis d'Afrique.

La répartition géographique du SIDA sera un des éléments rapportés par l'enquête. Mais il est clair que la carte du SIDA dans le monde n'est pas tracée « à l'indélébile », car, qui, et avec quels moyens, s'est rendu en forêt tropicale brésilienne vérifier que les Indiens de la forêt amazonienne... sont ou ne sont pas atteints? La matérialité des faits en cette maladie n'existe que par le regard des observateurs médecins dont beaucoup sont dépourvus tant de savoir-SIDA que des périscopes longues fibres, alias fibroscopes [1], qui peuvent sonder les bronches et en rapporter par exemple la bactérie insolite (pneumocystis) qui donne la signature SIDA.

La maladie fait rage aux États-Unis et ne fait que poindre en Europe. Les médecins et biologistes américains devraient avoir tous les instruments pour conduire seuls l'enquête jusqu'à son terme. C'est chez eux que se développent, à une rapidité incroyable, la biologie moléculaire et les sondes-radars dénicheuses de virus. C'est aussi là-bas que le « matériel humain » s'accumule à raison de 60 nouveaux cas par semaine. Pourtant, la contribution des médecins parisiens pourrait être essentielle. Simples faits de l'Histoire, les médecins français se trouvent aux portes de l'Afrique, en liaison sanitaire avec les anciens territoires coloniaux. Ils vont rapidement faire connaître à leurs collègues d'outre-Atlantique que la

1. Instruments d'exploration des conduits naturels (intestin, rectum, arbre respiratoire) constitués de longues fibres de verre et dotés à la fois d'un système d'éclairage pour « voir » et d'un système de va-et-vient pour laver et aspirer les sécrétions.

maladie SIDA y est présente. Ils vont contribuer à dénouer l'imbroglio homosexualité-SIDA et ses « multi-facteurs » en rapportant « de l'extérieur », à distance de cette confusion socioculturelle, des cas hétéros non sexuels.

3. SUR LA PISTE DU VIRUS

En juillet 1982, à l'heure où l'« hypothèse virale » était formulée, sur la base des informations alors disponibles, elle était la « meilleure » et la plus efficace pour nettoyer le champ du SIDA des spéculations outrancières qui l'encombraient au début. (Re)Trouver le virus du SIDA va consister d'abord à recueillir, sur le terrain des faits, tous les signes et indices qui décrivent, cernent, caractérisent la « nouvelle » maladie. Ensuite, construire avec ce composite un imagier, fût-il à la Dubout, avec lequel (re)chercher dans nos têtes, nos livres ou nos ordinateurs lequel, parmi les virus, pourrait correspondre au personnage ainsi (re)construit. Le dessiner, le (re)connaître et alors, tenter de le confondre avec son portrait type.

Quatre éléments d'information brute se proposent à l'enquêteur, tirés de disciplines aussi diverses que la géographie (où se trouve le SIDA dans le monde?), la biologie et l'anatomie (quelles sont les cellules malades et quelles sont les conséquences anatomiques de la maladie?), l'épidémiologie (comment la maladie se propage-t-elle?).

LA GÉOGRAPHIE DU SIDA : UNE MALADIE DE PAYS EXOTIQUES

Cette assertion est en contradiction avec l'épidémie aux États-Unis et le « déferlement » des cas en Europe, deux régions du globe où l'étrange et l'exotique sont suffisamment rares pour que, justement, on aille les chercher ailleurs... États-Unis et Europe seront d'abord écartés de nos relevés mondiaux car il est exclu que la maladie SIDA ait pu sévir dans ces régions et sur cette échelle épidémique sans y être repérée avant 1980. Le virus du SIDA, quel qu'il soit, devra avoir été nouvellement introduit chez les populations homosexuelles masculines nord-américaines et européennes, donc venir d'ailleurs... A moins de supposer qu'il ait été créé sur place. Une hypothèse bien « chère » et, de plus, totalement inutile si l'on peut rendre compte de l'histoire du SIDA maintenant sans devoir inventer un virus entièrement nouveau. Mais qu'il ne soit ni américain, ni européen ne suffirait pas encore à épingler le label exotique à la cocarde du SIDA. C'est un relevé sur la carte du globe qui nous conduira à cette appellation. Un relevé intrinsèquement fragmentaire mais qui n'en est pas moins informatif sur au moins trois « foyers » : Afrique, Japon, Caraïbes. De quoi justifier l'insigne exotique.

L'Afrique équatoriale

C'est à Paris et à Bruxelles que le SIDA africain a été « découvert ». Au mois d'octobre 1983, 53 patients d'origine africaine, venus de huit pays différents, avaient été examinés à Paris (18 cas) ou à Bruxelles (35 cas) pour des infections graves et répétées dues à ces microbes « opportunistes » dont la liste est à elle seule aujourd'hui caractéristique du SIDA : pneumocystis carinii, toxoplasme, cryptocoques, candida, etc. A ces 53 Africains et Africaines, s'ajoutent au moins 4 Caucasiens [1] (dont une Caucasienne) ayant résidé dans l'un de ces huit pays d'Afrique centrale d'où proviennent les malades africains : Mali (2 cas); Gabon (2 cas); Ruanda (2 cas); Burundi (1 cas); Tchad (1 cas); Cameroun (1 cas); Cap-Vert (1 cas); Congo-Brazzaville (3 cas) et surtout Zaïre (40 cas). L'âge moyen de ces malades est de 34-35 ans et la proportion d'hommes et de femmes est d'environ 1,5 (32 hommes, 21 femmes).

Le premier malade n'était pourtant pas africain. Il avait été vu par un certain nombre de médecins parisiens, tous perplexes devant son cas. C'était en 1978-1979. M. F., un chauffeur de taxi d'origine portugaise, résidant à Paris depuis 1976, s'était à de multiples reprises présenté à l'hôpital Claude-Bernard, centre spécialisé dans le diagnostic et le traitement des maladies infectieuses d'origine tropicale. M. F. souffrait, en effet, depuis 1977, d'infections récidivantes aux microbes suivants : pneumocystis carinii (et il avait eu une grave pneumonie à cause de ce germe); candida albicans, un champignon microscopique qu'il avait sur la peau, les muqueuses de la bouche et de la gorge; papovavirus, responsable des verrues ordinaires mais qui, chez lui, prenaient des proportions spectaculaires. Il avait vu ses mains, ses avant-bras et ses jambes se couvrir, en quelques mois, d'une efflorescence de ces verrues. Enfin, dans le cours de l'année 1979, on reconnaîtra chez lui la présence d'abcès multiples au cerveau, probable infection au « toxoplasme », dont il décédera dans les mois suivants, à son retour au Portugal. Comme le laissaient penser ces nombreuses infections, les lympho-

1. Sujets de race blanche d'origine européenne.

cytes[1] chez M. F. étaient profondément anormaux tant par leur nombre, extrêmement réduit, que par leur fonctionnement. La maladie avait apparemment débuté en 1977 et elle « durera » trois ans, jusqu'à l'issue fatale. Lorsque nous l'avions vu, en 1979, aucun article ni aucune allusion médicale ne mentionnait d'observations de ce type. *A fortiori,* aucune information ne circulait publiquement sur ce qui deviendra, en 1981, le SIDA. Nous avions reconnu qu'il s'agissait d'une maladie « immunitaire » et qu'il n'était pas « impensable » que M. F. ait pu contracter une méchante infection, encore inconnue, d'origine africaine. M. F., portugais et jeune, avait « fait » un bout de guerre, dans la marine coloniale portugaise, en Angola, au début des années 1970. Devenu, à sa démobilisation en 1973, chauffeur de poids lourds en Angola, il avait maintes fois sillonné la route qui, d'Angola au Mozambique, traverse une partie du Zaïre. Lorsqu'en décembre 1981, nous apprîmes la description de l'actuel SIDA par la grande presse américaine et les revues médicales, il nous parut peu douteux que M. F. et sa malheureuse histoire ressemblait point par point à celle de la « nouvelle » maladie. Les médecins, qui avaient examiné ce malade, se retrouvaient, dès décembre 1981, pour s'assurer mutuellement de la similitude du « cas F. » avec l'histoire montante du SIDA.

Au cours de l'année 1982, trois autres malades sont vus à Paris avec une description, sans équivoque possible, comparable à celle du SIDA... Tous et toutes (car il y avait deux femmes) avaient un lien avec l'Afrique. L'une des femmes était une Noire résidente des îles du Cap-Vert, ancienne colonie portugaise, au large des côtes sénégalaises. La deuxième était caucasienne et avait

1. Globules du sang représentant le système immunitaire.

épousé un natif du Zaïre, où elle avait longtemps vécu avant de tomber malade. L'Afrique, donc – et singulièrement le Zaïre, trois fois sur quatre – se retrouvait dans ces observations. Cette constellation africaine est alors signalée au CDC d'Atlanta, dans le courant de 1982. Le Dr Jim Curran, chef de la « force d'intervention sur le SIDA », nous apprenait en retour l'existence d'un cas de SIDA en Allemagne fédérale, chez un Africain, originaire du Zaïre. Par ailleurs, la fouille des archives médicales africaines disponibles à Paris donnait, entre les lignes, des indices de la *présence probable du SIDA en Afrique depuis longtemps.* Nous avions parcouru la littérature médicale, celle des médecins, français et belges, africanologues, interrogé les documents médicaux portant registres et annotations (plus ou moins détaillées) de maladies africaines se « rapprochant » du SIDA.

Or, il en existe au moins une, et peut-être plusieurs. L'étudiant de pathologie tropicale connaît la maladie de Kaposi présente dans toute l'Afrique transsaharienne. Particulièrement fréquente au Zaïre, comparé aux pays voisins, elle y existe sous les deux formes qu'on lui connaît : une « forme bénigne », de loin la plus fréquente, touchant dix hommes adultes pour une femme, et qui n'a probablement pas grand-chose en commun avec le SIDA; une « forme maligne », à évolution souvent mortelle, touchant les enfants et les femmes dans la même proportion que les hommes. Ces deux maladies d'aspect et d'évolution si différents portent le même nom : sarcome de Kaposi [1]. Or, le sarcome de Kaposi est l'une des manifestations possibles du SIDA en Amérique du Nord et en Europe; et de fait, les Kaposi-SIDA ressemblent aux « formes malignes » du Kaposi d'Afrique centrale... Cette ressem-

1. Voir chapitre précédent, pp. 42-43.

blance tient autant à la maladie de peau elle-même, disséminée et généralisée, qu'à l'association de celle-ci à des infections multiples aux microbes si caractéristiques du SIDA du nouveau monde. Les livres, articles et thèses de médecins africanologues portent quelques indications sur la présence de telles infections chez des Africains souffrant d'une maladie de peau de type Kaposi. Les publications sont à peine antérieures à 1980. Écrites en langue française pour la plupart, elles ne sont pas connues de l'ensemble des médecins anglophones. Par ailleurs, les spécialistes avaient eu récemment connaissance d'épidémies d'infections graves à cryptocoques [1] dans ces mêmes régions. On savait aussi, et depuis plus longtemps, l'extrême gravité de certaines rougeoles chez les enfants et chez les adultes parfaitement bien nourris, et ce notamment au Zaïre... (La rougeole est liée à une infection virale que les défenses immunitaires limitent habituellement. On peut se demander si certaines rougeoles graves du Zaïre ne sont pas telles en raison de l'infection sous-jacente ou associée par le virus du SIDA...)

Dès janvier 1982, l'expérience française du SIDA inclura l'Afrique comme l'un des foyers de la maladie. « Une hypothèse africaine pour le SIDA », tel sera le titre de séminaires scientifiques auxquels nous irons participer à New York, Boston et Bethesda en février 1983. Au cours de cette même année, plusieurs articles médicaux parus dans le *Lancet* (Londres) recouperont les observations françaises et confirmeront l'existence du foyer africain. On se souvint d'une femme chirurgien de nationalité danoise qui avait succombé à Copenhague des suites d'un mal alors inconnu; on comprendra, rétrospectivement, que cette femme, qui avait exercé sa profession au Zaïre, était atteinte du SIDA. Cela se passait en 1977.

1. Microbe responsable d'une infection caractéristique du SIDA.

En novembre 1983, un businessman d'une cinquantaine d'années s'éteignait à Copenhague après une longue série d'infections dont une pneumonie à pneumocystis carinii [1]. Il avait vécu à partir de 1974 au Ruanda, puis, de 1976 à 1980, au Burundi. Il avait aussi fait de brefs séjours en Côte-d'Ivoire, au Zaïre (2 jours) et au Kenya. Depuis décembre 1981, il résidait en France, au Danemark et en Côte-d'Ivoire. La maladie s'était lentement développée au cours de l'année 1982. Il n'avait jamais été transfusé, n'avait jamais pris de drogue dure, intraveineuse, et ne se reconnaissait pas homosexuel... Comment avait-il « contracté » le SIDA ?...

L'enquête parisienne sur l'Afrique centrale aura été consolidée par celle menée de façon totalement indépendante, mais parallèle, par des médecins belges dès 1980. Les Belges, dont la liaison historique avec le Zaïre est connue, rapportaient, dans le *Lancet* de février 1983, quatre cas fort bien documentés de SIDA chez des Zaïrois et Zaïroises, assez fortunés pour quitter leur pays et se rendre en Belgique pour y séjourner, longuement, dans les hôpitaux les plus renommés... Il ne s'agissait pas d'Africains dénutris, pauvres et déshérités chez qui « toutes les maladies peuvent arriver ». Les médecins belges et français pouvaient envisager, ensemble, les meilleurs moyens de faire connaître l'importance du foyer africain. Moins en chiffres ronds (encore qu'il y eût toutes raisons de penser que le nombre de cas en Afrique devait être 100 ou 1 000 fois supérieur au nombre de cas vus à Paris et à Bruxelles), que pour sa signification « épidémiologique ».

L'ouverture d'une piste africaine devait être un appoint important, avant tout pour dénouer l'imbroglio SIDA tel qu'il s'emmêlait aux États-Unis. Par opposition au fourre-

1. Microbe responsable d'infections caractéristiques du SIDA.

tout des multifacteurs de risques envisagés pour les homosexuels nord-américains et européens, aux embrouillaminis de Poppers [1], de drogue, de surmenage sexuel, de crèmes, de pommades, de saunas frelatés et de sperme maléfique, les cas africains (incluant les Européens français et danois) sont pour la quasi-totalité d'entre eux fort simples. On n'y trouve aucun des facteurs de risques envisagés précipitamment pour et par les Nord-Américains... Pas d'homosexualité, pas de drogue, pas de transfusion... Si bien qu'il nous faudra imaginer d'autres modes de transmission de la maladie en Afrique. Ce premier point est évidemment capital. De plus, inclure l'Afrique dans les divers foyers SIDA du monde, c'est aussi repenser l'origine géographique et/ou historique de la maladie. Si l'Afrique est un foyer de SIDA, peut-être pourrait-elle en être, aussi, la source historique, récemment exportée vers le Nouveau-Monde ? Ou, au contraire, il y a beaucoup plus longtemps ? Répondre à cette question ne viserait pas à rejeter sur l'Afrique centrale la responsabilité de l'épidémie occidentale actuelle (comme si on pouvait en droit responsabiliser une région du monde pour des conditions bio-historiques et géoclimatiques locales éventuellement favorables à la survie et à la prolifération de certains virus). En revanche, une origine africaine du SIDA sera de première importance pour l'identification du virus en cause.

Retrouver le SIDA en Afrique, c'était, enfin, jeter un doute sur la notion de maladie infectieuse nouvelle; un doute soutenu par le fait, nous l'avons déjà vu, que les formes malignes de Kaposi au Zaïre pourraient figurer comme témoins de l'ancienneté de la maladie dans ces régions. *A contrario,* on aurait de grandes difficultés à

1. Voir, p. 21, le chapitre : La montée des périls.

concevoir que les Kaposi-SIDA, aujourd'hui observés au Zaïre, soient sans relations étroites avec les Kaposis graves repérés dans ce pays depuis 1948 et antérieurement. Pour les chercheurs de virus et quelle que soit la datation exacte du SIDA en Afrique, la seule présence de la maladie en ces régions est une pierre d'angle pour l'enquête. Le fait est désormais incontournable : le SIDA et son virus sont présents au Zaïre dans des régions où s'observent les formes malignes de Kaposi.

Le Japon

C'est tardivement, presque subrepticement, en juillet 1983, que le premier cas de SIDA nippon est annoncé. A ce jour, deux cas sont reconnus, mais plusieurs autres seraient en gestation à cette heure. Le premier cas concerne un hémophile, l'autre, une femme de 40 ans de la région de Shikoku, une île du Sud côtier du Japon. Mme W. était une femme « sans histoire », elle n'avait jamais voyagé plus loin que Kyoto, et par ailleurs bonne épouse d'un mari tranquille. Un cas de SIDA purement autochtone. Surprenant pour les autorités médicales au point que les couloirs des congrès entretenaient la rumeur d'un soupçon à propos de l'authenticité de ce cas, « exemplaire », face aux conceptions trop bien arrêtées mais pas très scientifiques sur la nécessité d'être hors corpus social pour « attraper » le SIDA. Porter la contradiction pour faire ressortir le bien-fondé d'un témoignage, tenir l'absurde pour vrai jusqu'à démontrer son absurdité, il fallait sonder les assises factuelles de ce cas d'une valeur stratégique. Ce fut fait à la réunion internationale de Cold Spring Harbor en septembre 1983. Le médecin-rapporteur du cas discuté dut expliquer les raisons qu'il avait de tenir au diagnostic de SIDA chez cette bourgeoise shikokutoise. Le réexamen du cas ne laissera cependant aucun doute. Il s'agissait bien d'un SIDA authentique et *local.* Dans une région apparemment paisible du Japon, dans une ville rangée où les histoires qui agitent si souvent les cités n'ont pas cours.

Insolite médical, apparemment sans aucune relation avec le SIDA, dans cette même région du Sud-Ouest du Japon, s'observe une maladie ailleurs rare : la leucémie des lymphocytes T – une maladie caractérisée par la multiplication des lymphocytes T [1]. L'enquête note ce fait, à tout hasard, pour être complète comme il sied à une bonne enquête. Le SIDA est présent au Japon dans une région où s'observent des leucémies des lymphocytes T. Dont acte...

Les Caraïbes

Parmi les nombreuses îles et îlots qui composent l'archipel des Caraïbes, quelques-unes ont signalé en 1983 des cas de SIDA : la Tobago, Dominique (pas Saint-Domingue), la Jamaïque et la Martinique. Mais Haïti, dure réalité pour ses nationaux, tient, et de loin, une peu enviée première place en nombre absolu de cas, dans l'île elle-même, et parmi les Haïtiens de la diaspora, aux États-Unis, au Canada, à Paris, en Guyane française, en Allemagne. C'est au cours de l'année 1982 que les hôpitaux de Miami, de New York et sa banlieue Newark signalent au CDC le SIDA de ces Haïtiens et Haïtiennes, tous et toutes récemment arrivés sur la terre américaine, dans des conditions parfois tragiques comme l'Histoire en témoignera. En août 1982, une quarantaine de malades sont ainsi rassemblés, hommes et femmes. S'il s'agit pour nombre d'entre eux de pauvres gens, il y en a aussi qui,

1. Les lymphocytes, cellules représentant l'immunité, sont classables en deux groupes, lymphocytes B et lymphocytes T.

jusqu'à la maladie, étaient pourvus et nourris, de « niveau social moyen supérieur », selon une graduation sociologique dont les États-Unis et la Chine populaire partagent le secret.

En septembre 1983, ils étaient 115 sur le registre, 99 hommes et 16 femmes d'extraction haïtienne récente. La diaspora haïtienne réfugiée dans d'autres pays complète ces chiffres qui, joints aux cas intra-îles, s'élevaient à plus de deux cent cinquante : hommes, femmes et, aussi, un petit nombre de nourrissons. Si l'homosexualité « explique » raisonnablement un nombre certain de cas masculins, elle est inopérante pour les autres. Les modes de contamination dans l'île restent donc mystérieux, tant pour les autochtones que pour ceux et celles, résidents en Haïti, mais d'extraction européenne ou nord-américaine, qui ont contracté le SIDA.

M. C., géologue français d'une quarantaine d'années, avait quitté l'Europe en 1978 pour vivre dans l'île en compagnie d'une jeune Haïtienne. Rien n'étant en ce domaine si durable que les peines de cœur, M. C. s'en retourna au pays et à sa famille quatre ans plus tard, sous le coup, dit-on, d'un « mauvais sort » que lui aurait jeté sa compagne... Dans les mois qui suivent son retour, il tombe gravement malade et décède à Paris en décembre 1982. D'une toxoplasmose cérébrale, une infection caractéristique du SIDA.

Mlle Y. avait pris le voile des Sœurs de Charité et fait vœu de servir les humains. Ce qu'elle fit admirablement pendant de longues années dans l'île d'Haïti. Vers la fin de son apostolat, elle abandonna la cornette et le voile pour se dévouer à l'aide spirituelle de prostituées de Port-au-Prince. Mais elle est malade et doit quitter l'île. Hospitalisée à Montréal, elle y mourra d'un SIDA authentifié par les médecins canadiens. Elle leur aura confié avant de mourir avoir eu un et un seul contact intime avec un Haïtien, plus de quatre ans avant de tomber malade... N'en déplaise à un certain humour macabre, ce cas doit être cité au dossier de la transmission hors sexe.

Afrique, Japon, Caraïbes, la carte provisoire du SIDA dans le monde nous donne un essaimage mondial particulier de la maladie et de son virus. Y aurait-il un (des) lien(s) et le(s)quel(s) entre un diplomate zaïrois évacué de Kinshasa pour être soigné à Bruxelles, un ingénieur français en poste à Haïti, une paisible bourgeoise de la région de Shikoku et un homosexuel new-yorkais disque-jockey dans Christopher Street [1] n'ayant jamais mis le pied en Afrique ? Un lien autre que cette maladie unique acquise dans des conditions radicalement différentes ? Assembler, d'une façon ou d'une autre, les fragments éclatés de ce qui est un puzzle biologique serait un moyen peut-être décisif de faire avancer l'enquête sur l'identité du virus du SIDA. Un virus, au moins un, pourrait relier tous ces éparpillés.

UNE MALADIE DES LYMPHOCYTES T4

Les lymphocytes sont des cellules circulant dans le sang et la lymphe (lympho-cyte, cellule de la lymphe) logées dans les tissus lymphatiques (ou lymphoïdes) comme le thymus (alias ris de veau), les ganglions (alias les « glandes ») et la rate. Dans l'ensemble des lymphocytes, on repère un vaste sous-groupe de cellules à caractères distinctifs auxquels la loterie biologique a attribué le « numéro » T4. A l'aide d'une simple prise de sang, on peut séparer les lymphocytes des globules rouges qui s'y trou-

1. Une célèbre rue du Gay New York.

vent aussi et étudier leur fonctionnement « en culture » dans un tube de laboratoire. On ajoute aux cellules des éléments nutritifs leur permettant de survivre mais aussi de croître et de se multiplier. Chez un sujet atteint du SIDA, les lymphocytes T4 sont malades. Leur comportement en culture est déviant. Ils se multiplient mal, produisent peu, sont dans l'ensemble nettement moins performants que des cellules T4 [1] appartenant à des individus non SIDA.

LE DÉSERT DU SYSTÈME LYMPHOCYTAIRE

Les observations précédentes ne suffiraient pas à affirmer qu'il y a dans le SIDA une maladie « interne » aux cellules T4, s'il ne s'y ajoutait une constatation anatomique très particulière. Les lymphocytes T4 y sont en nombre, soit réduit, soit quasi néant. Les cellules T4 représentent près des deux tiers de la masse lymphocytaire chez tous les sujets. Elles ont « disparu » du sang et des tissus chez les sujets atteints du SIDA. Du fait de ce dépeuplement cellulaire, les tissus lymphatiques (rate, thymus, ganglions...), habituellement fournis en lymphocytes T4, prennent un aspect malingre, rabougri, « involué ». Cette « involution » lymphatique est caractéristique. De ces deux informations, biologique et anatomique, l'enquête peut déduire deux hypothèses sur les propriétés du virus recherché.

Première déduction : si les lymphocytes T4 sont malades, c'est que le virus doit s'y trouver ou s'y être trouvé. Ce

1. Les cellules T4 ont un rôle de premier plan dans l'immunité. Par leur présence et les hormones qu'elles sécrètent, elles limitent en permanence l'expansion naturelle de microbes présents chez la plupart des individus.

raisonnement simple a pour lui de multiples exemples. Si la grippe se traduit par des éternuements, un mouchage, un mal de gorge et de la toux, c'est parce que le virus de la grippe « affectionne » les cellules qui tapissent en surface le nez, le pharynx, les bronches. C'est là que, en effet, on le trouve, là où il se multiplie et se reproduit, là, dans ces cellules que sa présence perturbe. Le virus du SIDA, lui, perturbe les cellules T4 au point qu'elles paraissent en mourir. A partir de cette construction simple, nous avons trouvé un mobile au virus du SIDA : il affectionne les lymphocytes T4 dans lesquels il vit et probablement se multiplie. Le virus du SIDA sera donc un virus « lymphophile », qui fréquente les lymphocytes d'un certain type. Un virus dit à tropisme T4 (virus T4-trope).

Deuxième déduction : si le passage du virus du SIDA laisse derrière (ou avec) lui une telle désertification en cellules lymphocytaires, c'est que le virus, directement ou indirectement, entraîne l'un ou l'autre des deux processus suivants : les cellules T4 sont détruites de façon excessive à mesure qu'elles sont formées (le virus induit un processus de destruction des T4); les cellules T4 ne sont plus formées alors qu'elles sont normalement détruites (le virus induit un processus d'a-régénération [1] des cellules de lignées T4). Destruction et/ou a-régénération, les deux processus ne sont pas mutuellement exclusifs.

1. Les T4, comme tous les lymphocytes en général, sont en état de renouvellement permanent : les cellules « adultes » ne vivent que de quelques jours à quelques mois et le contingent quotidien des cellules vieillies puis éliminées est remplacé par un contingent équivalent de cellules « jeunes »; celles-ci naissent de la multiplication de cellules mères qui font souches dans la banque de reformation qu'est la moelle osseuse; les cellules souches de la moelle osseuse sont en division constante et compensent la tendance naturelle au dépérissement de la lignée. La lignée T4 se maintient, des cellules souches à ses descendants, par la génération quotidienne de nouvelles cellules T4. L'a-régénération est la privation (a-) de génération.

LES MYSTÈRES DE LA PROPAGATION

La voie du sang

M. D. partit en 1978 pour remplir utilement ses obligations de service national. Il se rendit pour cela à Port-au-Prince (Haïti), en tant que coopérant civil. Il y partit avec sa jeune épouse et leur fille. Mais, quelques mois à peine après son installation provisoire, il fut victime d'un accident de la circulation sur une route d'Haïti. Transporté dans un état grave à l'hôpital de Port-au-Prince, il dut être opéré d'urgence. Son cas justifiait un transport immédiat dans un hôpital de la Martinique. Choqué par des hémorragies difficiles à contenir, il dut être abondamment transfusé. Huit unités de sang fraîchement prélevé chez des volontaires de l'île avaient été préparées à son intention et il en recevra, semble-t-il, six sur les huit avant son transfert par hélicoptère vers Fort-de-France. Cela se passait en septembre 1978. Il avait fini par recouvrer une santé physique satisfaisante. Jusqu'au mois de février 1982 où apparaîtront les premiers signes de ce qui se révélera être, peu à peu, un SIDA. Quatre ans après! Le seul événement susceptible d'être à l'origine de cette maladie, désormais reconnue comme transmissible d'humain à humain, c'était *Haïti*; à défaut d'autres causes (pas de sexualité homophile, pas de drogues), la seule explication rationnelle était la contamination par un « virus exotique » apporté par les transfusions massives de sang haïtien. Des lymphocytes du sang de M. D. avaient été prélevés avant son décès. Conservés au « grand froid », dans un container d'azote liquide (à – 170 °C), ils furent transportés, sous ampoules scellées, dans un avion de ligne de Paris à Bethesda aux États-Unis. Les lymphocytes décongelés furent mis en culture au laboratoire. Quelques semaines plus tard, un virus particulier était mis en évidence dans les lymphocytes cultivés, un virus [1] exotique ressemblant à un virus répandu dans les populations d'ascendance africaine des îles Caraïbes. Quatre ans après les transfusions, les donneurs du sang destiné à M. D. étaient tous retrouvés, à la suite d'une « planque » de deux « agents banalisés » dépêchés sur les lieux par le CDC. Les huit donneurs étaient tous en bonne santé apparente...

Alors que le drame de ce jeune Français se jouait à Paris, on annonçait aux États-Unis celui d'un nourrisson transfusé à sa naissance et atteint, les mois suivants, d'un SIDA. Le donneur de sang était lui-même en incubation d'un SIDA dont il décéda quelques mois plus tard. Depuis ces faits, une trentaine de cas similaires ont été rassemblés et, pour tous ces cas, une ou plusieurs transfusions de sang auront été le seul facteur susceptible d'expliquer l'apparition du SIDA chez eux.

Dans le courant de cette même année 1982, on prenait connaissance des trois, puis cinq, puis dix et aujourd'hui près de vingt cas d'hémophiles [2] chez lesquels se sont développés les mêmes symptômes infectieux et lymphocytaires que ceux observés chez les homosexuels atteints du SIDA : infections graves à des microbes pourtant habituellement peu dangereux, voire inoffensifs. Les victimes hémophiles sont des garçons âgés pour la plupart de moins

1. Nous aurons l'occasion de revenir sur ce virus et sur ses rapports avec le virus suspect.

2. L'hémophile a hérité par sa mère « conductrice » (en bonne santé et en tout cas exempte des accidents hémorragiques de ses garçons hémophiles) d'une anomalie génétique : absence de « facteur VIII » dans le sang; ce défaut en facteur VIII entraîne des désordres profonds de la coagulation.

de douze ans. Ils n'ont aucun lien familial ou autre, avec des homosexuels. Après de multiples confrontations et discussions, il fallut se rendre à l'évidence. La maladie des hémophiles était identique en tous points, à celle connue chez les homosexuels. Comment ces garçons avaient-ils attrapé le SIDA ? Sans aucun doute par l'intermédiaire de sang ou de fractions coagulantes [1] que reçoivent en grande quantité les hémophiles.

Seringues et SIDA

A New York, un nombre croissant de jeunes drogués, hommes et femmes, sont victimes du SIDA. Tous et toutes utilisent des drogues « dures » qu'ils s'injectent par voie intraveineuse. Ce groupe représente un nombre de malades considérable : 312 hommes et 76 femmes, soit 388 au 12 septembre 1983. Les victimes des drogues sont en train de « rattraper » peu à peu le « contingent » homosexuel. Celui-ci est passé de janvier 1982 à septembre 1983 de 96 % à 71 % de l'ensemble des cas déclarés aux États-Unis, tandis que les assujettis à la drogue représentaient d'abord 3 %, puis 17 %. Il n'y a pas à ce jour de cas français chez les utilisateurs de drogues intraveineuses. Comment s'est produite la contamination des héroïnomanes nord-américains ? La séquence aurait été la suivante : un petit nombre d'homosexuels, parmi les premiers atteints, étaient également héroïnomanes, pas plus de 5 %. Or, entre héroïnomanes, il est courant de se passer les instruments du « trip ». En bonne convivialité, certes, mais en funeste hygiène. Les seringues, les aiguilles sont sommairement rincées, jamais assez pour neutraliser les

1. Pour compenser leur défaillance naturelle, les hémophiles reçoivent des fractions de plasma de donneurs à coagulation normale. Ce sont les fractions coagulantes enrichies en facteur VIII.

humeurs du précédent utilisateur. Le virus va s'y trouver et être inoculé au suivant. Dès lors, le SIDA des drogués ne serait qu'un cas particulier, inquiétant par sa croissance, de la transmission du SIDA par voie sanguine.

La mère et l'enfant

A ce jour, près d'une quarantaine de nourrissons sont morts dans les six mois suivant leur naissance, avec les signes d'une maladie identique au SIDA. Les mères sont des femmes susceptibles d'avoir rencontré l'agent SIDA d'une façon ou d'une autre. Les Zaïroises ou les Haïtiennes sont le plus souvent en bonne santé apparente. Les autres mères sont soit des femmes droguées ou des femmes de drogué, soit des femmes dont le partenaire masculin est bisexuel. La contamination de l'enfant par l'agent SIDA pourrait se produire à divers instants, de la grossesse, de l'accouchement, ou même, théoriquement, au cours de l'allaitement postnatal. Mais c'est certainement au cours de la grossesse elle-même, *in utero,* que s'effectue la contamination, au travers du placenta [1].

A Paris, deux nourrissons ont été reconnus atteints de SIDA en septembre 1983. Les mères étaient, l'une haïtienne, l'autre zaïroise.

En dehors des conséquences sociologiques de la transmission du SIDA par le sang ou ses dérivés, que nous auront appris ces cas transfusionnels ou hémophiles? L'agent peut se trouver dans le sang de son « porteur ». C'est là qu'on devra retrouver le virus responsable si cela est techniquement possible; le virus prend du temps

1. Zone d'échange sanguin entre la mère et son fœtus, le placenta est expulsé à la naissance de l'enfant.

avant de se manifester dans l'organisme, avant de se traduire par une maladie, le SIDA, événement humainement immanquable, tardif, survenant trois ans, quatre ans, voire plus après l'inoculation infectante. Ce temps est variable, beaucoup plus court chez les nourrissons (au maximum quelques mois) que chez les adultes transfusés (jusqu'à cinq ans). Cette différence indique une susceptibilité accrue des lymphocytes T d'un nourrisson à l'infection par le virus X. Une caractéristique qui suggère que le virus profite de l'état d'agitation immunitaire d'un nouveau-né dont les lymphocytes sont littéralement assaillis par les « étrangetés » chimiques du monde extra-utérin.

Mais que fait le virus pendant le long intervalle où il est présent dans l'organisme et le moment où les premiers signes de la maladie apparaissent ? Il est possible qu'il produise très lentement ses effets sur les lymphocytes T4. Mais on peut encore envisager l'hypothèse qu'il « se range » dans un coin cellulaire en attendant son heure. N'oublions pas que les rétrovirus peuvent se loger dans un segment de chromosome et y rester cois pendant des générations de cellules.

Nous aurons appris que le virus du SIDA peut être porté par des sujets *sains*. Les donneurs du sang utilisé pour et chez M. D. étaient, quatre ans après le don du sang, en bonne santé.

Reste à expliquer comment un virus peut être sans effet chez un sujet donné et, au contraire, source de maladie, « pathogène », pour un autre ? De même, comment expliquer que le sang d'un porteur sain du virus de l'hépatite B puisse être à l'origine d'une hépatite, quelquefois gravissime chez celui qui aura reçu le sang de ce porteur sain ? L'exemple du virus de l'hépatite B est là pour nous rappeler que ces questions ne sont pas neuves et que nous ne savons pratiquement rien des mécanismes qui déterminent des événements aussi différents. Rien, ou presque, en dehors de l'observation empirique. Un sujet Y, porteur d'un virus X, est bien portant; le sang de Y est transfusé à Z qui mourra de l'infection par virus X. Telle est l'énigme à résoudre. S'agirait-il d'une résistance de certains à l'égard de virus particuliers? Il y a chez les animaux, et pour des microbes divers, des souches résistantes et d'autres susceptibles, mais il n'y a pas de « souche » humaine aussi homogène. S'agirait-il d'une modification subtile du virus lui-même, survenue lors de son « passage » d'un sujet où il était anodin à un autre où il devient pathogène? C'est une éventualité. Le passage d'un virus d'une « espèce » à une autre a parfois été marqué de modifications mineures de la structure du virus : virus de souris à virus de singe; virus de singe à virus humain. Mais nous restons ici à l'intérieur de l'espèce humaine. S'agit-il d'une association de virus malfaisants : un + un = SIDA? Des virus « défectifs » (impuissants à répliquer) trouvent chez un virus partenaire de quoi produire à deux ce qu'ils n'auraient pu faire seuls. Tel l'aveugle et le paralytique...

SIDA et sexualité

Le moins qu'on puisse en dire est que la propagation par la sexualité existe et de façon plus que raisonnablement documentée... Pourtant Masters et Johnson, dans cette affaire, n'ont pas eu de quoi donner leurs opinions. En fait au-delà de « sexuel » nous n'avons aucun détail. Nous pourrions parler aussi allusivement de « contacts très intimes » sans plus d'effet. Cette qualification évasive ne dit rien des contacts sexuels et de leur variété. C'est sûrement dommage, et même grave, si l'on veut aider les gens exposés à se protéger lors de contacts intimes. Du côté de la prévention, il serait autrement efficace de préciser quels « gestes » sont réellement « dangereux », plutôt que de jeter un interdit global sur la sexualité. Les sexologues, si acharnés à obtenir les plus petits indices et à les peser en statistique, n'ont pas, dans l'histoire du SIDA, donné le meilleur de leur savoir-voir. Outre l'inefficacité, pour la prévention de la maladie, de la recommandation d'abstinence, l'absence de documents ouvre la porte aux spéculations, antichambre des phantasmes. Et c'est essentiellement dans ce registre que l'on a parlé des méfaits de l'abominable sodomie. Lorsqu'en décembre 1981, la presse médicale anglophone annonce les premiers cas de SIDA, c'est pour plus de 95 % d'entre eux des homosexuels jeunes. Et en juin 1982, un an et demi plus tard, le CDC comptabilise les premières transmissions en chaîne. Chaque maillon est représenté par un homosexuel atteint. Et les maillons sont reliés les uns aux autres par une ou plusieurs rencontres intimes. La plus spectaculaire de ces chaînes de transmission réunira ainsi plus de 40 cas, du Pacifique à l'Atlantique, avec des minibranchements épars, à Miami, Chicago et ailleurs. 40 cas ayant tous, directement ou non, une « intersection » avec un seul et même malade. Un malade remuant puisqu'il s'est révélé être le starter de plusieurs minichaînes de contamination. Cas exemplaire mais caricatural qui établit la réalité de la transmission intime, l'activisme [1] de certains, son danger infectieux et contagieux.

1. Activisme ne préjuge en rien la position réellement active ou passive des sujets concernés. Pas de renseignements quantitatifs sur ce point de première importance. Car s'il n'existait aucun sujet SIDA parmi les sujets exclusivement actifs, on aurait appris beaucoup, notamment quant à la non-contagiosité « rétrograde » du virus. Il n'a pourtant pas été possible de répondre clairement sur ce point. A croire que les qualifications actif/passif ne recoupent pas autrement qu'en Épinal la geste (homo)sexuelle.

Homosexualité = sodomie? Ainsi vont les rumeurs... Un certain nombre de femmes ont contracté la maladie avec pour seul facteur de risques reconnu celui d'être ou avoir été les partenaires d'hommes drogués ou bisexuels. Ces femmes, déclarent-elles, pour autant qu'elles aient bien voulu renoncer à leur pudeur face aux agents du CDC, ont été contaminées en l'absence de tout rapport sodomique. Cela indique, sous réserve de la validité des témoignages, que des contacts intimes, de quelque nature qu'ils soient, entre un homme atteint ou porteur de l'agent et une femme peuvent être source de contamination de la femme.

Remarquons qu'il n'y a pas un seul cas documenté et rapporté d'hommes atteints du SIDA par le seul fait d'avoir été les partenaires intimes d'une femme atteinte. Cette observation négative vaut ce qu'elle vaut. Elle ne peut certes pas être considérée comme preuve de la non-transmission d'une femme porteuse à un homme « vierge »; la loi biologique et la variance des contacts intimes, fussent-ils hétérosexuels, excluent pratiquement que la transmission femme-homme soit *absolument* impossible. Mais ce qui à notre avis n'est pas exclu, tout au contraire, c'est que la transmission soit de fait *quantitativement asymétrique :* de l'homme à la femme, certes, cela est bien documenté, mais moins souvent ou moins « facilement » de la femme à l'homme. Cette hypothèse serait au moins compatible avec ce que nous donnent les chiffres et l'analyse des cas déclarés. L'importance épidémiologique future de cette asymétrie éventuelle n'échappe à personne. Elle pourrait aussi expliquer en partie le « confinement » relatif, mais observé, des cas auxdits « groupes à risques », et sa non-diffusion « au-delà ».

Les homosexuels sont, c'est une évidence comptable, beaucoup plus souvent atteints que les femmes hétérosexuelles. Est-ce suffisant pour « sauter » sur l'explication sodomique ? Pas avant d'avoir réfléchi et intégré d'autres éléments. Comparées aux Américains homos, les Américaines ont été moins souvent atteintes du SIDA. Mais ce n'est pas tant qu'elles seraient protégées du risque sodomique. Certaines enquêtes indiquent que 20 % de femmes de moins de 40 ans ont plusieurs fois, par an ou par mois, des rapports « contre-nature », comme le stipule encore la loi française. Cette disproportion pourrait simplement signifier qu'elles n'ont pas été exposées au risque de contamination par l'agent SIDA. Il paraît raisonnable d'avancer, sans grand risque, que « les femmes américaines ont beaucoup moins souvent de rapports sexuels, orthodoxes ou atypiques, avec les homosexuels, que n'en ont entre eux lesdits homosexuels... » (C.Q.F.D.). Ce qui distingue les homosexuels atteints, c'est le nombre de partenaires intimes moyens qu'ils annoncent. On en connaît les chiffres aux États-Unis : les records se situent autour de 1 000 par an, et la « médiane » vers 78.

Et les prostituées ? Quelques prostituées de New York ont été atteintes, mais quelques-unes seulement. Résistance intrinsèque des femmes ou imperméabilité réfractaire de la muqueuse vaginale ? Nous voici remontés au royaume des phantasmes. Ne serait-il pas plus simple d'envisager que le nombre d'homosexuels polygames en visite chez les dames est restreint ! Mais alors ferions-nous des homosexuels américains la source première de la maladie américaine ? Sur ce point, l'historique des chiffres est sans ambiguïté. Les premiers malades américains étaient, chacun le sait, presque tous des homosexuels masculins.

On le voit, les données empiriques et statistiques sont peu « informatives », tant pour le voyeur qui devra s'en tenir à ses projections que pour ceux qui cherchent une compréhension clarifiée, biologiquement réelle, de la transmission lors des contacts intimes. Il faut avancer autrement. Puisque la transmission par voie sanguine est, elle, beaucoup mieux éclaircie, c'est à partir de cette lueur que les déductions « sexuelles » peuvent être conduites.

Puisque le virus paraît devoir se loger dans les *cellules lymphocytaires*, suivons la route des lymphocytes. Où se trouvent, en dehors du sang et des organes lymphoïdes internes, ces cellules ? *Dans les sécrétions externes* : peu dans la salive, peu dans les sécrétions vaginales [1], peu dans l'urine. Nettement plus dans le *sperme*. Le virus pourrait donc se transmettre par l'intermédiaire de lymphocytes infectés et *déposés* sur une muqueuse. Pour être infecté par le virus du SIDA, il faudrait donc « recevoir » ces cellules porteuses, et qu'elles puissent ensuite être mises en contact avec des lymphocytes de l'hôte. Les lymphocytes du sperme, même infectés par le virus du SIDA, ne sont pas des spermatozoïdes. Ils ne sont pas dotés de cette queue à mouvements reptatoires extrêmement rapides qui donne aux spermatozoïdes vus d'un microscope une mobilité de formule 1. Les spermatozoïdes filent, les lymphocytes se traînent sur place. Ils sont incapables d'effectuer les *longs trajets* que parcourent, infatigables, les spermatozoïdes. Par conséquent, il faut imaginer que l'inoculation du virus du SIDA, via les lymphocytes, impliquerait une mise en contact *directe* ou quasi telle des lymphocytes du « donneur » avec ceux du « receveur ». C'est dire que cela ne peut se produire en serrant la main d'un (ou d'une) porteur(se) de virus, ni en buvant dans le verre du voisin ou de la voisine, ni même en l'embrassant. Lors des rapports sexuels homme-homme, l'inoculation se produirait d'autant plus « efficacement » qu'il y aurait contact direct entre les lymphocytes porteurs de virus et les

1. En dehors des périodes menstruelles ou d'une infection génitale.

vaisseaux capillaires affleurant les muqueuses, du côté du receveur. Les médecins spécialistes des rectoscopies [1] nous l'enseignent. La muqueuse rectale est particulièrement fragile lorsqu'il y a, à ce niveau, une inflammation. Dans ce cas, le simple contact de la muqueuse avec le rectoscope rigide est facteur immédiat d'une mini-érosion sans aucun danger. Si ce n'est qu'elle ouvre des micro-lacs sanguins où le sang de l'examiné(e) (et les lymphocytes qui y sont contenus) peut, dès lors, entrer en contact avec le « monde extérieur ». « Déposer » des lymphocytes porteurs d'un virus X dans ces lieux et conditions serait une occasion de contamination du receveur. Dans ce scénario déductivo-bio-logique, la scène équivaudrait à une « mini-transfusion » au contact et par la muqueuse abrasée.

Sous les tropiques : insectes et seringues

Sexe et sang, sang et/ou sexe, nous n'avons pas épuisé pour autant les questions qui se posent à propos de la transmission. Mais s'il subsiste quelques mystères sur ce point, c'est en Haïti et en Afrique qu'ils s'y jouent, plus qu'ailleurs. En clair, les Parisiens, Concarnois , Carcassonnais, Dunkerquois et autres Bordelais, n'encourent avec leurs compagnes, légitimes ou non, aucun risque. (La même assurance ne peut pas être donnée aux femmes.) Le problème est différent pour les hommes et les femmes dont la maladie ne recoupe qu'un seul facteur, la géographie. Avoir vécu, dans les trois ou quatre ans précédents, en Afrique centrale, en Haïti, la question se pose surtout pour des *hommes* dont l'hétérosexualité exclusive ne peut être mise en doute. Ces hommes n'ont pas été transfusés et

1. Inspection du rectum au moyen d'un instrument muni d'un système optique.

n'ont jamais introduit ni aiguilles ni drogues dans aucune de leurs veines.

Comment ces hétérosexuels certifiés ont-ils attrapé le SIDA en Haïti et en Afrique ? Comment le virus du SIDA, qui n'est pas hautement contagieux et qui ne se transmet pas lors de contacts « ordinaires », a-t-il pu pénétrer les lymphocytes de ces hommes dans ces régions ? Pas de réponses assurées. Mais quelques hypothèses. Conformément à la bio-logique, l'inoculation, si elle n'est ni sexuelle ni transfusionnelle, devrait se faire au travers de la peau. Par piqûres. Piqûres d'insecte ou d'aiguille. Dans les régions intertropicales, toute une série de virus et de parasites peuvent être transmis par des insectes piqueurs-porteurs. Le plus classique, c'est l'agent du paludisme, « plasmodium ». Mais il y a bien d'autres et notamment le virus de la fièvre jaune et autres virus AR-BO, ainsi nommés parce qu'ils sont « *ar*-thropodes *bo*-rne », en français, portés par des arthropodes, insectes particuliers. La très vulgaire punaise de lit retrouva ses lettres et titres de noblesse, devenant cimex hémipterus, par la grâce d'un écrit d'un prix Nobel qui démontrait la présence d'un virus transmissible à l'humain, le virus de l'hépatite B, dans le corps de ces vilaines bêtes, hôtes d'hôtels peu salubres, dans la ville de Dakar. L'Afrique intertropicale, et notamment ses régions forestières et humides, regorge de toute la faune des insectes souhaitée. Le film des événements de contamination interhumaine est à quelques nuances près, toujours le même : un insecte piqueur prélève du sang d'un premier piqué contaminé et va, peu ou prou, le régurgiter dans le sang d'un deuxième piqué. Il faudrait, pour satisfaire à la transmission du SIDA telle que nous l'avons dessinée, que l'insecte vecteur transporte ainsi, d'un sujet à l'autre, des lymphocytes contaminés. Une éventualité biologiquement construisible. Une éventualité purement hypothétique mais vérifiable, quand on « aura » le virus en cause. Il existe encore une autre hypothèse. Beaucoup plus humaine celle-là.

En Afrique, dans les années soixante, au Zaïre en particulier, la « décolonisation » fait recette et les Belges leurs malles. Ils emportent peu ou pas de fortune, mais tout leur savoir-faire. Dans les hôpitaux, leur départ est tangible. Tant sur le plan des soins que sur celui de l'infirmerie et de l'encadrement pédagogique des soignants. Les matériels ne sont plus aussi stérilement manipulés. Mais les seringues étaient de verre. Et le personnel soignant en cassait. La vie utile d'une seringue en était d'autant raccourcie. Les risques de passer à l'un ce qu'on aurait pu prendre chez l'autre en étaient d'autant rétrécis. Mais un grand malheur sanitaire n'arrive jamais seul. Les livraisons de matériels jetables commencèrent. Dans la pénurie chronique : pas assez de seringues ni d'aiguilles pour tous, mais toutes JETABLES. Matériel en plastique indestructible, incassable, instérilisable par les moyens usuels, et indéfiniment réutilisable... L'arme du crime était peaufinée. Resteraient à trouver les mobiles. L'urgence ou la commodité, par exemple... Et l'on imagine la scène où l'infirmier annonce à la communauté des hospitalisés ou des consultants : « Tout le monde debout au pied de son lit, on va commencer *la* piqûre... » La même pour tout le monde. Ou, encore, l'attrait du petit gain, en monnaie ou en notoriété. Pour arrondir la maigreur des fins de journée, prendre des flacons contenant les restes de la manne thérapeutique, par exemple de la blanche pénicilline, faire la tournée des villages pour donner aux souffrants l'injection salvatrice ou symbolique. Avec la même seringue ! Il ne faudrait plus alors qu'un « porteur » de virus dans la tournée et nous serions revenus à la transmission du SIDA par seringue et aiguille dont les héroïnomanes nous ont enseigné l'efficacité.

L'histoire pas si ancienne de la médecine regorge de précédents de ce type, où la transmission d'agents infectieux s'opère par l'intermédiaire de soins. En Afrique [1] ou ailleurs. Ne disait-on pas de l'hépatite infectieuse aujourd'hui assignée au virus B, qu'elle était l'hépatite « de la seringue » ? Et même avant les seringues jetables, des épidémies « locales » n'avaient-elles pas été observées en Afrique après l'installation de l'humanisme à l'occidentale sous forme d'un hôpital missionnaire ? La médecine, depuis bien longtemps, s'est fait une raison et un nom de ces boubous thérapeutiques auxquels elle participe : nosocomial (de la racine grecque nosocomios = hôpital). La partie mystérieuse de la transmission du virus du SIDA en Afrique pourrait n'être ainsi qu'un rébus à trois aiguilles et deux seringues où les secrets de la contamination nous seraient (dé)livrés sous la forme de ces « boulettes » paramédicales. A quoi tiennent les mystères... ? De telles « aventures » n'arrivent pas qu'aux autres, pas seulement en Afrique, ni seulement aux humains. Les bovins eux aussi ont souffert des attentions touchantes de vétéro-missionnaires de la prophylaxie [2]...

Qu'en est-il en Haïti de la transmission, hors sexe, hors transfusion, hors drogues, du SIDA ? Sœur Y. [3] a-t-elle été frappée par la foudre divine ? Piquée par une méchante punaise dans l'un de ces hôtels troubles que sa vocation lui commandait de visiter ? Ou aurait-elle été, *elle aussi*, victime de cette tradition paramédicinale, qui consiste à se faire injecter au travers de la peau de la vitamine C, de la vitamine B 12, de l'aspirine, ou du perlimpinpin ? Le pays

1. Voir p. 46, le chapitre consacré aux nouveaux virus.
2. Le virus de la leucémie bovine, fréquent dans les cheptels européens, est transmis régulièrement lors de séances de vaccination avec seringue unique.
3. *Cf.* plus haut, p. 55.

n'est-il pas quadrillé par les prêtres du Vaudou (un pour cent habitants)? Ils se chargent de la « pratique médicale traditionnelle », laquelle recourt à des méthodes à la fois anciennes et modernes; un mélange où l'on trouve la « piqû », mot créole qui dit bien ce que l'on entend nous dire : piqûre et injection. Là encore, la tragédie (plastique) des seringues, que l'on ne peut faire bouillir pourrait jouer un rôle.

La maladie SIDA est ainsi repérée, caractérisée. Les enquêteurs de l'Interpol médico-biologique vont pouvoir se mettre au travail.

4. PORTRAIT TYPE ET AVIS DE RECHERCHE

Quatre signalements font du virus du SIDA un être virologique remarquable. Sa cible, d'abord. Le virus du SIDA affecte et infecte avec prédilection des cellules spéciales, elles-mêmes spécialisées, les lymphocytes T4. Ses effets ensuite. Un virus T4 – lymphophile mais retors. Les T4 affectés vont mourir sans repousser. Après le passage du virus, c'est le désert lymphocytaire. Sa propagation interhumaine encore. Le virus lymphophile, « mangeur » des T4, se transmet par le sang et par le sexe, d'homme à homme ou d'homme à femme. Sa géographie, enfin. Afrique, Japon, Caraïbes. Un virus exotique, peut-être aussi vieux que l'Afrique, et qui, de là, aurait fait un tour du monde particulier. T4-trope, hémo [1]-sexuel, tropical, un virus très spécial.

Ce portrait type devrait décourager les virus imposteurs, et ils sont nombreux à vouloir profiter de l'aubaine que leur offre le désert immunitaire chez ces malades devenus sans défense.

Cette description en quatre points nous servira à ne pas garder trop longtemps à vue les suspects abusifs, en mal de notoriété, ou ceux qu'on aura pu trouver chez le

1. Hémo = sang.

malade, mais qui sont arrivés sur les lieux après que la vitrine lymphocytaire a été brisée par un autre.

Le fichier central des virus patibulaires n'est pas retranscrit sur ordinateur. Mais point n'en est besoin ici car, avec ce profil, le tour en aurait été rapidement fait. Si l'ordinateur est muet, la « tête » de certains est bien faite et bien pleine. Et c'est de têtes d'hommes que jaillira l'étincelle. Meilleur que les ordinateurs tels qu'ils sont maniés ou programmés par les hommes, le cerveau des humains utilise tout à la fois : la ressemblance analogique (« rapprochement de deux ou plusieurs choses qui présentent entre elles une certaine communauté de traits ») – on peut aller chercher les analogies jusques et y compris dans des renversements antinomiques; l'inférence, opération logique « par laquelle on admet une proposition en vertu de sa liaison avec d'autres propositions déjà tenues pour vraies »; l'induction qui « consiste à remonter des faits singuliers et spéciaux à une proposition plus générale »; et bien d'autres opérations mentales.

Lequel parmi nos virus humanophiles pourrait coller au portrait type que nous avons pu établir? A vrai dire, aucun! Aucun qui puisse remplir sans retouches majeures toutes les conditions requises. Surtout pas le virus cytomégalique (en anglais « cyto-megalo-virus », CMV [1]) qui s'était initialement proposé au poste de candidat. On peut mesurer, aujourd'hui, dans l'histoire de la recherche d'un virus, la valeur des propositions premières en faveur d'un des plus vieux virus de l'Ancien et du Nouveau-Monde. Certes, il avait dans son dossier ses pratiques de « titillations » du système immunitaire, et les petits coups qu'il paraissait donner aux lymphocytes T4. Mais jamais le

1. Le « cyto-megalo-virus » infecte des cellules très variées dont il fait « grossir » (cyto = cellule; megalo = grand), le noyau.

CMV n'a conduit seul à cette « évacuation lymphocytaire totale », marque absolue du virus du SIDA; présent chez nous depuis toujours et chez beaucoup d'entre nous [1], il fallait supposer qu'une mystérieuse souche « mutante » ait fait surface, souche aberrante, rejeton né d'amours illicites, ou encore fruit de la guerre bactériologique... Sans que l'hypothèse ainsi énoncée ait expliqué comment ce mutant, qui aurait pris naissance en Amérique du Nord ou dans les Caraïbes, se serait simultanément distribué au Zaïre et au Japon... De mutant, point ne fut trouvé... De nombreuses souris auront au laboratoire connu le prix de cette première affabulation...

Nous voici avec un descriptif du SIDA et aucun virus connu pour en occuper la place. Entre tous, la dévastation du paysage lymphocytaire, chez ceux et celles qui ont succombé au SIDA, « marque » le signalement du virus X. Impossible de le prendre pour un autre. Cette description aurait pu rejoindre les catalogues encyclopédiques où s'amassent les observations inexpliquées de la médecine si elle n'avait été « sauvée » par un recoupement né d'un grand détour. Aucun virus humain, dites-vous, mais un virus animal?

Le SIDA des félins

Ce fut de Boston que vint la « nouvelle. Une équipe de chercheurs de l'école de Santé publique de Harvard annoncera en mai 1983 l'analogie entre le SIDA des humains et le SIDA des... chats! Dans les années soixante-dix, des chercheurs, britanniques et américains, indépendamment puis ensemble, avaient observé et décrit une

1. Les trois quarts au moins des adultes *sains* de la population française sont porteurs du CMV sans dommage perceptible, et ce pendant toute leur vie.

anémie lymphocytaire mortelle chez des chats domestiques. Du vivant des chatons, la maladie se traduisait par un amaigrissement, une détérioration de leur état général, de la fièvre et des *infections* mortelles à des microbes divers, en particulier au « toxoplasme ». Un parasite normalement peu méchant chez les chats ordinaires où on le retrouve communément. C'est d'ailleurs le chat qui, pour l'homme, est l'un des « foyers-réservoirs » du toxoplasme. Les humains sont également porteurs de toxoplasme, le plus souvent sans dommages, sauf pour les bébés en formation dans l'utérus maternel. Les chats, comme les humains, s'accommodent normalement de la présence de ce parasite qui ne peut se multiplier en raison du « contrôle » qu'exercent contre lui les lymphocytes T. Le système des lymphocytes T des chats malades de l'anémie lymphocytaire est totalement défaillant. L'autopsie permet de découvrir une grande *aplasie*[1] *lymphocytaire,* particulièrement marquée au niveau du thymus[2]. Involution lymphatique et infection à germes endogènes, voilà pour l'analogie homme-chat. Jusqu'ici l'on ne sait rien de plus que l'on ne savait déjà sur le SIDA des humains. SIDA = aplasie lymphocytaire et infections en conséquence.

Mais chez le chat, on connaît le virus responsable. L'anémie lymphocytaire est une maladie transmissible par un virus catalogué. Un certain virus de la leucémie féline (« feline leukemia virus » – FeLV). Les chats ont, en la personne de ce FeLV, un prédateur naturel redoutable capable de conduire le système lymphatique T à son

1. Aplasie : développement incomplet ou interrompu d'un tissu ou d'un organe.

2. Le thymus (ris de veau chez les bovins) est un organe lymphatique particulièrement développé chez le jeune chat. Il est « rempli » de lymphocytes T. Chez l'homme adulte, en âge de SIDA, le thymus est normalement partiellement involué.

ratatinement, à l'exemple du virus du SIDA de l'humain. Les cellules-cibles préférées du virus félin sont les lymphocytes T. Le FeLV, isolé et caractérisé vers 1975, est un rétrovirus, de la famille des virus dotés de l'équipement chimique qui leur permet si aisément de « retourner » dans les chromosomes de la cellule qu'ils parasitent. Quels sont les effets du FeLV sur la cellule porteuse ? Comme pour la plupart des rétrovirus, la multiplication du FeLV entraîne peu de destructions cellulaires lorsqu'il est cultivé *in vitro* avec ses cellules-cibles. Comment alors se produirait chez le chat « entier » l'aplasie lymphocytaire du type SIDA ? Question pertinente, car si l'on savait répondre l'on disposerait d'un modèle des effets possibles du virus humain (quel qu'il soit) sur le système lymphocytaire. Question impertinente, puisque nous ne pouvons y donner une réponse précise, seulement quelques vagues hypothèses : le rétrovirus, inséré dans le chromosome de la cellule T « perturberait » ses fonctions, conduisant au « vieillissement » prématuré de la cellule porteuse ?... Les travaux sur le virus FeLV et ses effets sur les cellules lymphocytaires doivent reprendre. Il y aura dans cette infection naturelle des leçons de premier ordre pour comprendre les mécanismes de *sidatisation* des lymphocytes par un rétrovirus.

Mais le FeLV n'est pas l'agent du SIDA humain. Même s'il peut infecter, sous certaines conditions, des lymphocytes humains en cytoculture, le FeLV n'a jamais été responsable d'aucune infection chez l'humain « entier » *in vivo.* Le SIDA félin est un excellent exemple pour celui de l'homme mais il a ses différences d'avec le « nôtre ». La première, c'est la contagiosité du FeLV. Le virus félin est hautement contagieux entre chats. Le virus se loge dans le nez et la gorge des animaux porteurs – il n'infecte pas que les lymphocytes – et se transmet par léchage. La deuxième différence est tellement radicale que le « modèle » félin en paraîtrait tout d'abord farfelu, voire totalement incongru : le FeLV, son nom l'indique sans ambiguïté, est un virus de leucémie. Leucémie *et* SIDA, où sommes-nous ?

Prenons un groupe de chatons. On leur inocule une certaine dose de virus FeLV. Une partie des chatons ne montrera rien de particulier. Une autre partie, le plus grand nombre, développera les signes d'un SIDA félin avec cette aplasie lymphatique si particulière. Enfin, un petit nombre présentera les signes d'une *leucémie : mutiplication* considérable des lymphocytes T dont le nombre total dans l'organisme et dans le sang aura au moins décuplé. Pourquoi ? Parce que le rétrovirus FeLV aura « transformé » certains lymphocytes en cellule cancéreuse douée de capacités anormales de multiplication ; il suffit en principe d'une cellule ainsi « transformée » pour donner naissance à des millions puis des milliards de cellules cancéreuses « filles », toutes issues de la première cellule « transformée ». Une leucémie, c'est par rapport au SIDA, le contraire. Le SIDA, c'est, peut-être, un *arrêt* de la multiplication normale des cellules touchées avec pour résultat l'*involution* des organes lymphatiques. Une leucémie, c'est, au moins, une *multiplication* accélérée de cellules cancéreuses « transformées » et l'*inflation* du nombre des cellules dans les organes lymphatiques, dans le sang. Un même type de rétrovirus injecté à des chats ordinaires est donc capable d'entraîner des phénomènes aussi opposés qu'une *aplasie*-SIDA (bonnet blanc) ou une *hyperplasie*-leucémie (bonnet noir)[1].

1. Une autre maladie transmissible d'animal à animal avec cet aspect « double face », leucémie ou aplasie, vient d'être décrite chez les singes de Nouvelle-Angleterre, dans une centre de recherches sur les primates simiens. Côté leucémie, les singes présentent une maladie à cellules proliférantes (lymphocytes), côté aplasie, d'autres singes à qui on a injecté des *extraits* de tumeurs feront une maladie de type SIDA.

Quelle que sera l'explication fine et moléculaire de ce tour de passe-passe biologique, le fait demeure et il est d'une richesse informative formidable : le SIDA pourrait être une *leucémie changée de signe :*

leucémie +, SIDA –.

Ce qui est vrai du chat et de son virus leucémique pourrait l'être aussi avec d'autres virus « leucémiques ». Retournons au fichier des descriptions de virus, cette fois avec pour deuxième mot clé : leucémie. Leucémie et virus, la liste est longue, la moisson de références scientifiques copieuse, jusqu'à l'indigestion.

Des séries de virus, et notamment de rétrovirus, sont associées chez la souris et chez la poule à des maladies cancéreuses des cellules du sang. On y retrouve aussi quelques indications de l'alternative, aplasie-leucémie, mais pour des cellules autres que les lymphocytes, les globules rouges par exemple. Cette avalanche de situations animales para-analogiques, si elle confirme la validité générale du modèle, ne nous aide pas beaucoup pour le SIDA. Reformulons mieux notre interrogation en mettant côte à côte leucémie à lymphocytes et virus chez *l'homme.* Cette fois, nous n'obtenons que deux réponses. La plus en vue, parce que la plus anciennement connue, concerne certaines tumeurs malignes accompagnées parfois de leucémies, fréquentes en Afrique, dans des régions où sévit très largement un virus, le virus d'Epstein et Barr, agent sous nos climats d'une maladie bénigne, la mononucléose infectieuse. Le virus EB infecte avec prédilection les lymphocytes de « l'autre » catégorie, les lymphocytes B [1], différents de leurs collègues, les lymphocytes T. Le modèle leucémie B-virus EB est, certes, intéressant,

1. L'ensemble des lymphocytes est séparable en deux grands sous-ensembles, les lymphocytes B et les lymphocytes T.

d'autant plus qu'il donne lieu exceptionnellement à des pseudo-aplasies des lymphocytes B. Mais c'est un modèle bien éloigné des lymphocytes *T* du SIDA.

La deuxième réponse à l'interrogation leucémie et virus humain... Il y a bien un autre virus, mais.. Mais, nous avons notre suspect! Il en a tous les traits *excepté* qu'il est leucémique! Après le détour du côté des félins et du virus de la leucémie, cette différence, leucémie-aplasie, c'est précisément la *liaison des contraires.* Le registre des virus humains contient la description détaillée d'un virus de leucémie des lymphocytes *T.* Le survol de sa fiche nous indique, immédiatement, qu'il est proche de celui que nous avions décrit sans le connaître, celui dont le portrait-robot a été dessiné sans savoir qu'il avait un presque « double », déjà connu et répertorié, un virus pour ainsi dire calqué sur celui que nous cherchons. Cette fois, la prime au savoir et au progrès en vaudra les obstacles, nous *tenons* un suspect. Nous devons essayer de le *confondre* ou de le *disculper.* Son nom : HTLV, « Human T Cell Leukemia Virus ».

5. SIDA, SIGNÉ HTLV ?

QUI EST HTLV ?

Le HTLV est un rétrovirus. Il est équipé du matériel enzymatique[1] qui lui permet de s'insérer « en retour » dans le cœur de la cellule, les chromosomes, là où se concentrent les informations qui commandent le fonctionnement cellulaire. Le rétrovirus HTLV s'insinue dans le noyau de la cellule parasitée en y insérant ses propres acides nucléiques. Si l'insert est placé dans une région « critique » du programme cellulaire, le fonctionnement de la cellule peut en être radicalement perturbé : « transformation » en cellule cancéreuse. La cellule « transformée » se multiplie incessamment et rapidement en milliers, millions, voire milliards de cellules filles, envahissant les tissus et le sang.

Mais l'infection au virus HTLV n'est pas cancérigène à tout coup. Bien au contraire. La grande majorité des individus porteurs de ce virus dans le monde n'en sont pas autrement affectés, au moins en apparence. Ces porteurs sains du HTLV sont deux à trois *mille* fois plus nombreux que les malades leucémiques. Il est pensable

1. L'enzyme REverse TRanscriptase, voir chapitre 2, p. 34.

que, dans ces cas, le HTLV « intégré » reste à distance des zones critiques[1] de cancérisation. Avec le temps, à mesure que le nombre de « copies » HTLV intrachromosomiques augmente, la *probabilité* de perturbations cancéreuses augmente elle aussi. La présence du virus chez un porteur est à long terme un facteur de risque[2] d'apparition d'une leucémie. Et plus le virus est répandu dans une population, plus est fréquente la leucémie en question.

Cancer, leucémie : quelles relations avec le SIDA ? Celles que nous avons retrouvées entre SIDA, leucémie du chat et virus FeLV. Un même *type* de rétrovirus chez le chat est capable d'induire une transformation cancéreuse (leucémie) ou une transformation aplasiante (SIDA). Le précédent félin nous autorise à accepter qu'un virus leucémique puisse être en cause dans le SIDA humain. Poursuivons donc la lecture de la fiche HTLV.

Le HTLV est un « nouveau » virus. Il est le premier et, jusqu'ici, le seul des rétrovirus qu'on n'ait jamais pu isoler de cellules humaines de façon significative. Il n'a été découvert qu'à la fin des années soixante-dix, faute d'avoir su *cultiver* auparavant les cellules porteuses. L'instrument de cette découverte importante pour la biologie médicale n'aura tenu qu'aux progrès de la *cytoculture*[3] et, précisément, à la production d'un *engrais* biologique nécessaire à la multiplication artificielle des cellules porteuses : le facteur de croissance[4] des lymphocytes T : Interleukine II.

1. Ces considérations « topologiques » n'ont valeur que d'hypothèses dans la mesure où l'on ne connaît pas précisément les sites critiques d'insertion cancérigène.

2. Les mêmes considérations s'appliquent aux cancers du foie en relation avec le virus de l'hépatite B.

3. Culture des cellules en laboratoire.

4. Le facteur de croissance, ainsi que le virus HTLV, ont été découverts dans un même laboratoire à Bethesda, dans l'unité de recherche sur la biologie des tumeurs expérimentales, dirigée par le Dr Robert Gallo.

LES LYMPHOCYTES T, CIBLES DU HTLV

Le virus HTLV a une prédilection pour les cellules du sang et des organes lymphatiques dont on a vu qu'elles faisaient le lit et les frais du virus du SIDA. Dans sa « forme leucémique », seule maladie dont il est responsable de façon établie, le HTLV donne lieu à une cancérisation des lymphocytes T4. De plus, les lymphocytes T4, infectés par le virus, ont des comportements inhabituels en cytoculture. Parfois « immortels », animés de divisions et multiplications ininterrompues pour autant qu'on les entretienne d'éléments nutritifs, parfois « détraqués », aberrants dans leurs productions biologiques. Des cellules T infectées par le HTLV peuvent ainsi « passer » d'une fonction habituelle à une activité quasi inverse. Le virus HTLV *affecte* radicalement le comportement biologique des cellules T qu'il infecte.

T4 lymphophile et pervers, cette description est celle du suspect SIDA. Mais attendons les données de la géographie. Sur la *carte* du globe, le virus HTLV laisse en pointillé *celle* de sa visite sur les lieux du SIDA dans le monde.

LE VIRUS HTLV DANS LE MONDE

Indes de l'Ouest et Antilles, offertes à l'appétit des nations occidentales, partagées entre celles dont les hommes et les gouvernants auront eu de quoi mettre un bateau négrier à la mer, les îles Caraïbes auront été, pour le Nouveau-Monde, le berceau du HTLV. Il y est « associé » à une forme rare de leucémie où les cellules en multi-

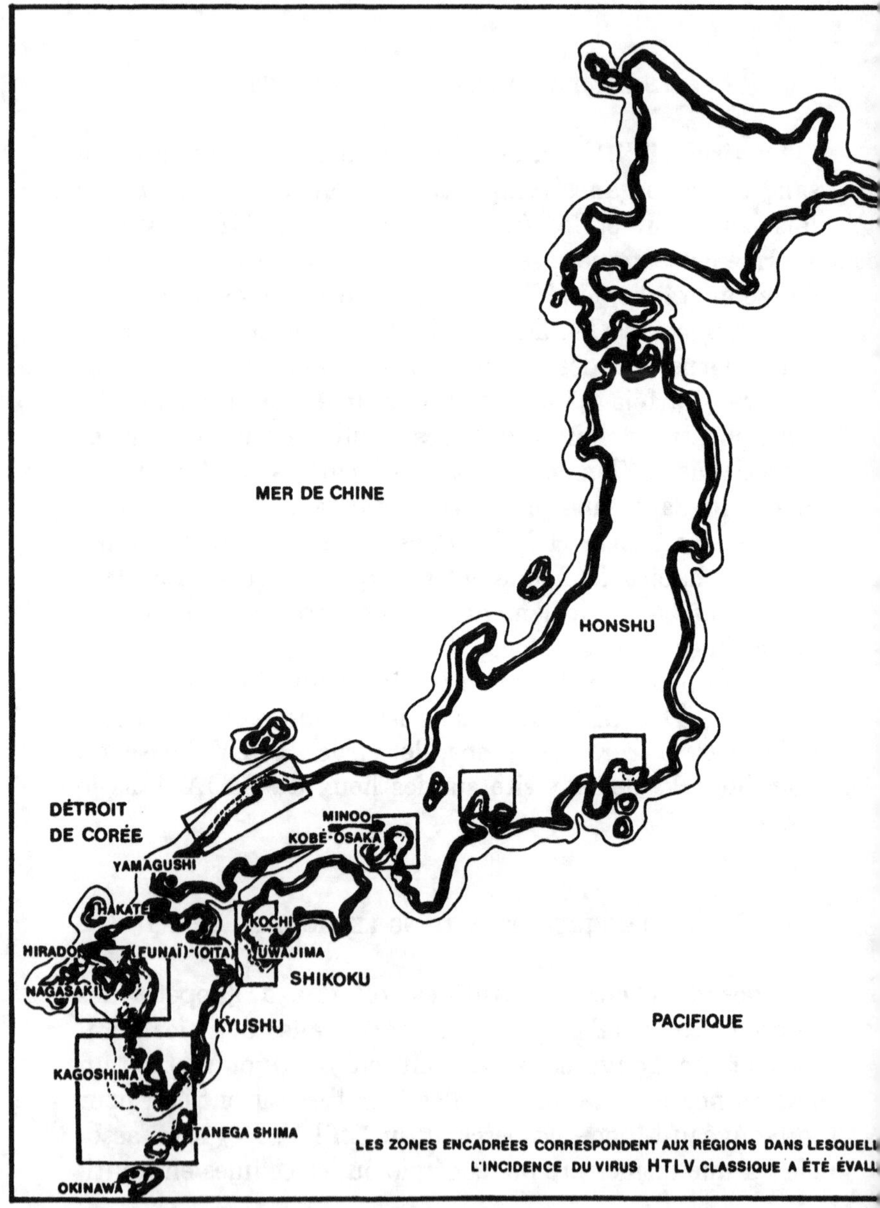
MER DE CHINE
HONSHU
DÉTROIT
DE CORÉE
MINOO
KOBÉ-OSAKA
YAMAGUSHI
HAKATE
KOCHI
HIRADO
(FUNAÏ)-(OITA)
UWAJIMA
SHIKOKU
NAGASAKI
KYUSHU
PACIFIQUE
KAGOSHIMA
TANEGA SHIMA
OKINAWA
LES ZONES ENCADRÉES CORRESPONDENT AUX RÉGIONS DANS LESQUELL
L'INCIDENCE DU VIRUS HTLV CLASSIQUE A ÉTÉ ÉVALL

plication (précisément les lymphocytes T4) se logent dans les ganglions lymphatiques et dans le sang. Leucémie, soit globules *blancs* (leuco) en grand nombre dans le *sang* (émie), et aussi, dans et sous la peau [1]. Mais la leucémie est une conséquence relativement rare de l'infection au virus HTLV. La grande majorité des « porteurs » sont d'apparence saine, et le virus est présent [2] chez eux sans autres signes que biologiques. La Jamaïque, Trinidad, Dominique, Saint-Vincent, Tobago, les îles Vierges, la Martinique, la Désirade, Haïti... L'incidence de l' « état de porteur sain » dans ces régions atteint ou dépasse plusieurs unités pour cent habitants. L'Amérique centrale voisine, le Surinam, la côte colombienne recèlent aussi des sites d'endémie HTLV.

A une dizaine de fuseaux horaires de Port-au-Prince, à 150° de longitude, antipode de la Caraïbe, en zone subtropicale, la densité du « portage » du HTLV est encore plus élevée. L'endroit se situe au Japon. Ce qui ressort de façon insolite des relevés HTLV dans ce pays, c'est à la fois la *concentration* des individus porteurs dans une *seule* région et le *morcellement* des foyers de virus à l'intérieur de la zone d'endémie. C'est ainsi qu'à distance de satellite, on note que la plus forte densité de « virus » s'inscrit à l'extrémité sud et occidentale du pays dans deux grandes îles [3], Kyushu et Shikoku. Kyushu et, en particulier, ses régions portuaires : Kagoshima au sud et Nagasaki à l'ouest, les îlots septentrionaux au large de Kagoshima – Okinawa et Tanegushima –, Hirado et Hakate au nord,

1. Les médecins donnent à cette maladie de peau la dénomination « Sezary », du nom du dermatologue qui en avait reconnu une forme analogue dans nos régions.

2. Décelable chez un individu par les anticorps que son système immunitaire a produits (voir p. 32, le chapitre : Trouver l'agent).

3. Voir carte ci-contre.

face au détroit de Corée, et Funaï-Oita au nord-est, face à la région de Uwajima dans l'île voisine de Shikoku. L'île de Shikoku est calée entre Kyushu à l'ouest et la région côtière de Kobé-Osaka au nord. Osaka est l'une des rares régions continentales où l'incidence des porteurs sains de HTLV atteint des chiffres élevés (4 %). Le reste du Japon est pratiquement indemne du virus, sauf la région de Yamagushi à l'extrême ouest du Honshu continental.

En s'approchant de la terre, à une hauteur d'une dizaine de kilomètres, on remarque un émiettement dans les densités de populations porteuses. Par exemple, dans la région de Kochi – face au Pacifique, dans le sud de Shikoku –, on passe de 7,7 % de porteurs de virus, à 20 km à l'ouest de la ville, à 0,65 % aux portes orientales; de 5,6 % à 45 km à l'est sur la côte à 0 % à 20 km au nord-est de la cité. Dans un rayon d'une cinquantaine de kilomètres, la répartition des populations porteuses de HTLV a des allures de parcelles, et ce bocage endémique ne doit rien à des conditions géoclimatiques naturelles particulières à chacune de ces microrégions.

A quelles significations pourrait donc nous renvoyer ce kaléidoscope? A l'histoire du HTLV au Japon. Et ce qu'indique ce morcellement, c'est que l'histoire en est *récente*. L'histoire biologique du HTLV au Japon est *nécessairement* neuve, le virus a été introduit dans l'Histoire du pays il n'y a pas longtemps, car s'il en était autrement, le virus aurait immanquablement essaimé chez un plus grand nombre d'individus, dans des régions plus étendues.

Ainsi, par contraste avec les humains, les macaques du Japon, vivant en liberté en mainte localité du Sud et Sud-Ouest du pays, sont porteurs de virus divers dont l'un paraît être un parent cousin du HTLV de l'homme. Toutefois, contrairement à l'homme, le portage du virus chez le singe ne donne pas lieu à ces phénomènes de focalisation. L'étude vient d'en être faite et porte globalement sur 703 singes d'espèces différentes. 302 ont été capturés récemment au Japon dans dix localités rurales différentes, le reste à Taïwan et en République populaire de Chine, en Inde et en Indonésie. Indépendamment de leurs lieux de capture, au Japon ou ailleurs, les singes des espèces sensibles du « Vieux-Monde [1] » sont très souvent porteurs du virus cousin HTLV. Le pourcentage s'accroît avec la durée de vie, et, en moyenne, 70 % des singes (macaca fuscata) âgés de 10 ans sont « positifs ». La densité du portage varie certes d'un point à un autre (10 % à Miyajima, 95 % à Minoo, au nord-est d'Osaka), mais on n'a pu relever aucune zone vierge. Une telle dissémination, quelle que soit la volubilité des singes, demande du *temps,* et à l'échelle du Japon, des *siècles* ou des dizaines de siècles. Il est donc vraisemblable que les populations macaques ont connu de grands brassages au cours de l'Histoire et l'activisme polygame des mâles de la société simienne permet de supputer une contamination *sexuelle* de proche en proche au cours des temps.

Les humains, *a contrario,* apparaissent comme bien réservés sur ce point, et sédentaires. Dans la région de Kochi, de fait, les réseaux de communication et les autorisations de déplacements étaient, jusqu'à la fin du XIXᵉ siècle, *inexistants.*

Récente, l'implantation du virus leucémique humain? Mais depuis quand? Selon les rapports médicaux, la

1. Le « Vieux-Monde » comprend notamment l'Afrique et l'Asie, source de l'humanité homo sapiens, par opposition au Nouveau-Monde (les Amériques) où, l'anthropologie nous l'a appris, les humains apparurent et se développèrent plus tard dans l'évolution de la planète. L'enquête a aussi inclus des singes d'Amérique du Sud : ils étaient tous (35) négatifs pour le virus HTLV simien.

maladie cutanée [1], marque du virus, était déjà notée dans l'île de Kyushu *avant* la dernière guerre mondiale. Les ports japonais de Nagasaki, Kagoshima, Kobé-Osaka, même s'ils avaient pu constituer des bases militaires de départ vers les îles du Pacifique, l'Indonésie, les îles de la Sonde, auraient déjà été « contaminés » par le HTLV, bien avant l'attaque de Pearl Harbor. Auparavant, en remontant l'Histoire, le Japon s'était réouvert au monde à la fin du XIXe siècle et le continent chinois, dans la région de Shanghai, est en face de l'île de Kyushu et de ses ports en mer de Chine orientale, Nagasaki et Kagoshima. Cependant, l'enquête menée récemment dans les populations chinoises de la province de Shanghai n'a pas montré d'incidence autre qu'exceptionnelle du virus HTLV. L'histoire récente du Japon moderne ne nous fournit donc pas d'explication valable sur la concentration des sujets porteurs dans cette partie du pays. En continuant de remonter l'Histoire, en revanche, un curieux décalque se révèle. Coïncidence romanesque ou réellement significative, la répartition topographique du HTLV au sud-ouest du Japon est pratiquement un relevé de l'implantation locale des Portugais à la fin du XVe siècle et au début du XVIe siècle.

En 1543, les premiers marins, pilotes et aventuriers portugais abordent le Japon dans la petite île de Tanegushima, au sud de Kyushu. En 1549, (saint) François Xavier, évangéliste prosélyte, débarque à Kagoshima. A son départ, quelques années plus tard, il laisse des missions, des écoles, des églises, notamment dans les régions de Yamagushi (Honshu) et de Funaï-Oita, située dans l'île de Kyushu, à moins de 100 km par mer intérieure de Uwajima – zone d'endémie HTLV – à l'extrémité ouest de Shikoku. Le seigneur de Funaï allait bientôt se convertir

1. La maladie de « Sezary ».

au christianisme. La religion occidentale se propage. Les marchands, portugais d'abord, puis de toutes nationalités (hollandais, anglais, espagnols surtout) en tirèrent leur profit. Les ports de Hirado et Hakate, au nord de Kyushu, leur étaient ouverts. Les jésuites, portugais et espagnols, ne furent pas en reste, ni d'églises, ni de marchés. La Société de Jésus prit sa part dans les affaires et Nagasaki en concession exclusive. Elle en monopolisa pendant un temps le commerce et notamment celui, particulièrement lucratif, de la soie grège. Mais les chrétiens furent peu à peu expulsés à partir de 1614 ou exterminés au cours du siècle. En 1635, le gouvernement du Shogun interdit, sous peine de mort, les contacts entre Japonais et Occidentaux et le christianisme fut jugé incompatible avec l'ordre intérieur parce que trop lié aux pouvoirs des étrangers. D'exclusion en assassinat, les Portugais perdirent leurs positions privilégiées au profit des Hollandais, plus proches des nécessités de ce monde que de l'autre, ces Hollandais qui conserveront des relations très surveillées avec le sol nippon, par le seul port officiellement ouvert de Nagasaki...

Comment relier et comprendre cette superposition étonnante de strates épidémiologiques (HTLV) et historico-géographiques? Sa signification tiendrait peut-être à l'Afrique... Portugais et Hollandais avaient durement bataillé les uns contre les autres sur les côtes ouest de l'Afrique centrale, en Angola notamment, aux portes de l'actuel Zaïre, avant même de s'entredéchirer au Japon. Or, le HTLV est un virus « africain »...

Les données sur l'Afrique, et sur les Africains, vivant ou ayant vécu en Afrique, sont récentes et encore fragmentaires. Néanmoins, les premiers sondages au sein des populations noires du Zaïre indiquent que le virus y est présent. De plus, une souche de virus HTLV a pu être développée à partir des lymphocytes d'un natif de ce pays. Collectées à Paris, en 1982, ses cellules avaient été transportées en ampoules congelées aux États-Unis. Cette souche aura été le premier isolat proprement africain du HTLV. La situation comptable des relevés HTLV en Afrique recoupe les informations en provenance du Nouveau-Monde. Là, l'origine africaine du virus apparaît sans grande ambiguïté. Aux États-Unis et en Europe, le virus est rarissime chez les Blancs, alors qu'il est « non exceptionnel » (plus de 1 %) dans les populations noires des régions rurales du sud-est des États-Unis... La première souche « américaine » du virus avait été obtenue à partir de la culture des lymphocytes d'un Noir vivant en Alabama.

Dans les Caraïbes, la « répartition » géographique des populations saines porteuses du virus recouvre aussi un partage ethnologique. Haïti est zone d'endémie répertoriée. Pas Saint-Domingue. Première République noire dans l'Histoire du Nouveau-Monde au début du XIXe siècle, Haïti a accueilli les insurgés d'ascendance africaine de l'île d'Hispaniola. Ceux-ci abandonnèrent la « partie » dominicaine de l'île, « blanche » aujourd'hui encore.

La Martinique, la Guadeloupe, la Désirade, sont également des régions d'endémie HTLV, mais pas Saint-Barthélemy. Toutes ces îles sont liées à l'histoire coloniale française. La Désirade, elle, est à quelques coups d'avirons du port franc bien français de Saint-Barthélemy. La Désirade, on l'aurait pressenti, a une population noire ou mélangée, tandis que celle de Saint-Barthélemy est blanche : 3,5 % des Désidéradais sont des porteurs sains du virus. Aucun des Saint-Barthélemiens testés n'est « positif »... A la Jamaïque, à la Tobago, à Panama, au Surinam, le même recoupement a été constaté : la population porteuse est plutôt d'ascendance africaine. Il ne saurait y avoir de doute : l'origine du HTLV est en Afrique. En Afrique, où ont accosté les marchands négriers venus du Portugal, de Hollande, de France, d'Angleterre, d'Espagne, des pays arabes...

Disséquons le cas d'Haïti. L'île fut abordée en 1492 par les marins de Christophe Colomb. Haïti était alors peuplée d'un million d'indigènes, peu « farouches » à en juger des effets *explosifs* au retour de l'équipage espagnol au pays natal. Une épidémie extraordinaire de syphilis vénérienne déferla sur le monde, allant jusqu'à atteindre la ville de Canton, en Chine, dès 1498. Un million d'Haïtiens en 1492... Moins de 4 000 en 1535. Les rougeoles, varioles, fièvres jaunes, et autres espagnolades microbiennes auront fait de ces païens perdus 996 000 chrétiens sauvés pour l'éternité. Le Dr Las Casas, prêtre missionnaire en Haïti, pris de compassion pour les Indiens décimés, suggéra, dès 1502, de remplacer les « manquants » par des Noirs qu'on alla arracher à la côte guinéenne dans le golfe du Bénin.

La géographie « naturelle », c'est-à-dire africaine, du HTLV pourrait avoir été remodelée par les hommes, dans les après-remous maritimes de la Renaissance. Époque héroïque et assurément brutale, où rouliers et capitaines de Palos et Noguères en Espagne s'en allèrent « conquérir le fabuleux métal que Cypango [1] mûrit dans ses mines lointaines »... Partis vers l'ouest à la recherche d'une route nouvelle des Indes et du *Japon,* ils découvrirent les Antilles... La compétition coloniale, réglée selon un vaste Yalta à Tordesillas en 1494, entérinait les acquisitions et laissait l'Afrique au Portugal. Des îles du Cap-Vert d'où ils contrôlaient avec profit le transit de l'or détourné de sa voie « arabe », transsaharienne, les Portugais atteignirent

1. Cypango : le Japon.

l'embouchure du fleuve Congo et l'Angola en 1482. Bons marins et pilotes fameux, ils réussiront à maîtriser les obstacles, vents et courants contraires, s'opposant à la descente vers le sud de l'Afrique. En 1497, Vasco de Gama après Bartholomeu Dias, contournait le Cap, avec bon espoir de concurrencer les Arabes et les Génois dans leurs commerces d'épices avec les Indes, l'Asie et, un jour, le Japon...

Le HTLV est un virus du Vieux-Monde, un virus africain mais pas spécifiquement un virus *des* Africains. Le HTLV n'est qu'un virus et c'est sans distinction de couleur ni de race qu'il s'héberge chez ceux ou celles qui lui sont propices. Blancs ou Noirs, peu lui importe, et l'un des tout premiers isolats du virus fut obtenu à partir des lymphocytes d'un marin britannique qui s'était, à mainte occasion, rendu en Haïti.

La carte du HTLV dans le Nouveau-Monde est celle de la *diaspora africaine.* Mais ici, comme au Japon, la distribution du HTLV déborde largement celle du SIDA [1]. Au Japon, la maladie SIDA est rare. Le virus HTLV, lui, est répandu. Une anomalie dont on devra tenir compte lors de l'instruction du procès HTLV-SIDA.

Le dossier se renforce au profit de l'accusation avec un dernier indice. Les modes de propagation de HTLV, étudiés par les épidémiologistes japonais, ressemblent à ceux que nous avons pu esquisser pour la transmission interhumaine du SIDA.

1. Le virus est fréquent dans certaines populations esquimaudes. Le deuxième malade de l'histoire du HTLV était un Américain dont la compagne était aléoutienne. Dans son village natal situé dans l'une des îles du Sud de l'Alaska, la population est porteuse du virus dans une proportion de 1 pour 10. Coïncidence(?), les Aléoutiennes (îles) ont été occupées de 1941 à 1943 par les militaires japonais.

LA CONTAMINATION PAR LE HTLV

La propagation sexuelle

La transmission du HTLV lors des contacts intimes est asymétrique : de l'homme à la femme, certes, mais moins facilement de la femme à l'homme.

L'enquête a été conduite au Japon dans les régions où le HTLV est répandu dans la population. Enquête rétrospective où des sujets porteurs sains du virus [1] ont servi à remonter la filière épidémiologique et à l'investigation des familles. Lorsque le « conducteur » est un homme marié, l'épouse est, presque dans tous les cas, elle-même porteuse du virus. A l'inverse, moins de la moitié des époux de femmes porteuses du virus sont eux-mêmes porteurs. Ces données essentielles ont été corroborées par celles obtenues chez les singes du Japon, pour le HTLV simien.

Dans l'ensemble des espèces de singes japonaises porteurs de virus, les femelles sont deux fois plus nombreuses que les mâles. Pour mieux documenter et comprendre ces faits bruts, une équipe de chercheurs de la région de Kochi a entrepris l'expérience suivante : des jeunes mâles, indemnes du virus, ont été répartis un à un dans des cages abritant un harem de femelles contaminées. L'expérience inverse consistait à placer un mâle porteur au contact de femelles « vierges ». A la fin de la période d'observation et d'accouplements, une prise de sang fut effectuée pour établir la présence éventuelle d'anticorps anti-HTLV. Deux conclusions sont apparues. Premièrement, les mâles porteurs transmettent régulièrement le virus à leurs partenaires femelles, tandis que les femelles porteuses ne sont

1. Identifiés par les anticorps anti-HTLV retrouvés dans le sang des porteurs.

pas aussi contagieuses, tant s'en faut, (aucun mâle n'a été retrouvé contaminé). Deuxièmement, les mâles sont polygames. Cette asymétrie de propagation est celle du virus du SIDA. Suivez la route des cellules et trouvez la clé de cette asymétrie. Le virus HTLV est parasite obligé de cellules. Il ne se multiplie que *dans* une cellule hôte. Pour le HTLV, celle-ci est avant tout le lymphocyte T, présent dans le sperme simien et humain. Les cellules contaminées, « déposées » sur une muqueuse réceptive, paraissent être les vecteurs de la propagation du virus. Le receveur des sécrétions intimes est donc seul susceptible d'être contaminé.

Le virus HTLV se transmet de la mère à l'enfant

Le modèle HTLV du singe montre que la progéniture d'une femelle porteuse est plus souvent positive pour le virus (31 %) que celle d'une femelle non porteuse (19 %). Néanmoins, les géniteurs mâles étant, non seulement échangistes, mais aussi incestueux, il est difficile d'établir précisément le mode de transmission du virus.

Dans la descendance filiale des Japonaises porteuses, l'incidence des enfants porteurs augmente avec l'âge. Cette contamination « verticale » mère-enfant pourrait se produire pendant la grossesse ou l'accouchement, au travers du placenta ou de l'allaitement, puisque le lait maternel est riche en lymphocytes. Mais la voie transplacentaire reste la seule documentée à ce jour par l'observation suivante : une jeune femme, travaillant dans l'un des hauts lieux de la recherche sur le virus HTLV, était connue comme porteuse saine de l'agent. Pendant sa grossesse, elle fut attentivement suivie et lors de l'accouchement, un certain nombre de ses collègues chercheurs se trouvaient sur les lieux avec des fleurs et quelques pipettes, de façon à prélever le sang du cordon ombilical, entreprise indolore et anodine. Les cellules de l'enfant, parfaitement développé, furent mises en culture et le virus HTLV mis en évidence au laboratoire. De fait, la contamination de l'enfant avait dû avoir lieu pendant la grossesse ou lors de l'accouchement, à ce moment où du sang de la mère est naturellement transfusé à l'enfant au travers du placenta et du cordon ombilical.

Le virus HTLV se transmet par l'intermédiaire des cellules du sang

Au Japon où l'incidence du virus est relativement élevée parmi les donneurs de sang, dans des régions endémiques du Sud-Ouest, il a été, rétrospectivement, possible de suivre la trace du virus d'un donneur à son receveur. Les fractions transfusées contenant les globules (cellules du sang) sont associées à un taux de contamination supérieur à 60 %. Plus de la moitié des receveurs deviennent à leur tour porteurs du virus. En revanche, les transfusions de *plasma* (l'humeur qui constitue la partie liquide du sang) n'ont été suivies d'aucune transmission de virus.

T4 lymphophile, hémosexuel et exotique, le HTLV est « leucémique », mais nous avons l'exemple du virus du SIDA-leucémie du chat. Le HTLV ou l'*un de ses proches* est conforme à la description type du virus du SIDA.

6. CONFONDRE LE SUSPECT

LES CRITÈRES DE L'INCULPATION

Pour passer de suspect à coupable présumé, le virus doit répondre à un certain nombre de critères.

1. Le virus est présent ou a été présent dans le corps des malades. C'est dans les laboratoires que se forge aujourd'hui cette pièce à conviction, à partir de cellules que l'on a déposées en culture et à l'aide de ces anticorps anti-HTLV que l'on tente de mettre en évidence par des techniques diverses. Ces explorations sont en cours avec des résultats partiels. Mais à l'instar des enquêtes criminelles, le laboratoire fournit ou *ne fournit pas* nécessairement le témoignage décisif à l'heure du procès désormais ouvert contre le HTLV. Les premiers résultats sont néanmoins plus qu'encourageants. On trouve en effet la trace du passage du virus chez nombre de malades SIDA – plus de la moitié d'entre eux – alors qu'on ne la trouve pas chez les sujets témoins.

2. Le virus a été *nouvellement* introduit dans la population occidentale d'Europe et des États-Unis. Ce critère d'exotisme est indicutable pour le HTLV. La population européenne ou d'origine européenne est exceptionnellement positive pour le virus. Le HTLV est d'origine tropicale.

3. Le HTLV doit être présent chez le sujet *avant* le début de la maladie sous peine d'être soupçonné d'opportunisme. Les cas de SIDA survenus après transfusions de sang nous donnent une indication précieuse sur ce point de l'*antériorité.* Neuf malades SIDA, ayant reçu dans les cinq ans précédents des transfusions, ont pu être examinés, ainsi que soixante-quinze de leurs donneurs de sang. Pour huit de ces neuf cas, où la transfusion était le seul facteur susceptible de rendre compte de la contamination, l'un au moins de leurs donneurs était porteur d'anticorps associés à l'infection HTLV. Quant à l'injure opportuniste, l'argument serait faible car il s'agit d'un virus qui n'est pas présent dans la population nord-américaine ou européenne et qui n'a donc aucune « raison » de se retrouver dans le corps d'un Bostonien ou d'un Parisien. De fait, on ne le retrouve pas chez d'autres malades souffrant de défaillances immunitaires autres que le SIDA, alors que ces « immuno-déprimés [1] » sont fréquemment incommodés d'infections à germes opportunistes.

4. La reconstitution des délits d'intoxication, paralysie, asphyxie, détournement de fonctions ou vieillissement prématuré des cellules lymphocytaires T4 sous l'effet d'une infection par le virus HTLV en cytoculture, n'a pas encore été établie ni même entreprise de façon systématique. Mais nous savons, de façon anecdotique, que le HTLV peut détraquer le fonctionnement des T4 en les détournant des « activités » qu'elles exerçaient *avant* l'infection *in vitro.*

5. L'inoculation du virus à l'animal et les tentatives de

1. Sujets soumis à la dialyse périodique en remplacement de leurs reins défaillants, greffés du rein, du cœur ou d'autres organes que l'on soumet délibérément à des traitements « immuno-suppresseurs » pour limiter le rejet du greffon.

reproduction de la maladie « naturelle » ont été mises en œuvre à partir de novembre 1982 avec l'injection de cellules ou d'extraits de tissu provenant de malades. Aucun des animaux ainsi inoculés n'a encore montré de stigmates caractéristiques du SIDA. On sait toutefois que les délais d'incubation de la maladie humaine peuvent s'étendre à plusieurs années. Par ailleurs, rien n'indique, *a priori,* que le passage à l'animal de tissus contaminés puisse induire une maladie du type SIDA. A défaut de cette preuve positive, reste à soutenir l'instruction du dossier en s'attachant maintenant à réfuter les éléments de preuve négative qui pourrait disqualifier le virus inculpé.

LES ALIBIS TOMBENT

Un HTLV éparpillé pour un SIDA restreint?

L'enquête médico-policière nous a permis d'établir les éléments et signes distinctifs du virus du SIDA retrouvés mot pour mot ou mot contre mot (leucémie-aplasie) sur la fiche du HTLV; parmi ceux-ci, les données géographiques occupaient une position stratégique. A y regarder de plus près, le nombre des porteurs de HTLV sains dans l'île de Kyushu contraste avec l'absolue rareté, au moins apparente, du SIDA dans cette région du monde. Comparant sur ce point Haïti et Kyushu, l'endémie HTLV est deux ou trois fois plus faible en Haïti alors que le SIDA y est deux cents à trois cents fois plus fréquent! Une bizarrerie frôlant l'incohérence, au point que l'on pourrait être tenté d'abandonner la filature...

Mais, tout d'abord, les relevés du SIDA au Japon ne sont pas terminés, de même qu'ils sont en cours dans la Caraïbe et en Amérique du Sud. Le Surinam, le Mexique, l'Uruguay et le Brésil ont rapporté leurs premiers cas à la fin de l'année 1983 seulement. Mais la différence entre Haïti et Kyushu-Shikoku reste frappante. Les Japonais, depuis les temps de l'inoculation HTLV « initiale » au début du XVIe siècle, seraient-ils devenus génétiquement « résistants » à la forme SIDA du HTLV, alors que les sujets d'ascendance africaine aux Antilles seraient, eux, restés sensibles ? Impensable explication génétique. Il paraîtrait donc légitime, soit d'exclure purement et simplement l'hypothèse HTLV dans le SIDA, soit de conclure à l'existence de différentes souches de HTLV.

Voyons d'abord, suivant la parole du diable, ce que nous « coûterait », en faits et hypothèses perdus, le renoncement à la piste HTLV.

– Un virus T4-trope, transmis par les cellules du sang et du sperme, présent aux Caraïbes, en Afrique équatoriale et à Kyushu et qui ne serait pas le HTLV ? Étrange. Car il y a bien au Japon au moins un cas de SIDA authentifié chez cette femme sédentaire et mariée, dont les lymphocytes portent le virus HTLV et le sérum des anticorps anti-HTLV.

– M. D. longtemps après avoir reçu du sang caraïbien mourut à Paris d'un SIDA. Les lymphocytes prélevés chez lui ont produit un virus proche d'un HTLV classique. Est-ce un hasard ?

– Entre 5 et 8 % des homosexuels américains atteints de SIDA, entre 2 et 4 % des cas de SIDA français ont développé certains anticorps contre le HTLV. Or, moins de 1 % des Français métropolitains, à peine 1 % des homosexuels partenaires, « contacts » de SIDA aux États-Unis, ont dans leur sang de tels anticorps. Serait-ce le hasard ?

– Enfin, de 50 à 80 % de sujets atteints, à Boston et à

Paris, sont porteurs d'autres anticorps associés à l'infection au virus HTLV classique [1].

Hasard? Impossible!

Ces coïncidences sont trop tangibles pour en être. Celles-ci et la répartition géographique nous obligent simplement à la déduction suivante : le HTLV des porteurs sains et des malades leucémiques n'est pas *exactement le même* que le HTLV-SIDA. Le HTLV-SIDA aurait gardé de son parent une partie commune, reconnaissable par certains anticorps présents chez 50 % à 80 % des malades. Le patron géographique du HTLV était trop large pour se mouler sur les foyers SIDA, si rarement nippons? La retouche s'imposait et nous donne une hypothèse déductive majeure : le HTLV-SIDA est un *variant* du HTLV classique, rare au Japon, plus fréquent en Afrique et, aujourd'hui, en Haïti.

Le SIDA maintenant et le HTLV depuis toujours?

Le HTLV s'excuse, c'est un virus africain, aussi vieux que le Vieux-Monde. L'épidémie du SIDA est, sans détour possible, récente, du moins dans le Nouveau-Monde. Les « premiers » cas, sporadiques, ne remontent pour la plupart [2] qu'à 1976 ou 1977, tous ayant trait à des Européens ayant vécu en Afrique dans des zones intertropicales. En Amérique du Nord, le début de l'épidémie peut être daté à 1979-1980. Pourquoi le HTLV classique qui aurait été répandu dès le XVIe siècle n'aurait-il pas donné lieu à la

1. Ces anticorps sont décelés par la liaison qu'ils forment avec un segment du virus présent à la surface de cellules délibérément infectées par le HTLV « classique » et que l'on met au contact du sérum des malades *in vitro*.

2. Une observation de 1959 retrouvée dans les archives médicales décrit une maladie de type SIDA chez un homme qui avait séjourné en région tropicale.

maladie exotique SIDA avant 1979? Pourquoi les Européens et les Américains en villégiature aux Caraïbes avant 1979 n'ont-ils pas été atteints et contaminés? Certes, les hommes hétérosexuels sont moins exposés à la contamination sexuelle que les homosexuels. Mais en Haïti, on le sait, la plupart des cas masculins ne sont *pas* homosexuels. Le virus pouvait donc suivre les routes présumées non sexuelles qui sont suspectées aujourd'hui, les piqûres surtout. Alors, HTLV? Ces questions nous pressent d'autant plus que le paradoxe n'est pas loin. Un virus ancestral pour une maladie « nouvelle »!

La défense marque un point: l'alibi historique paraît sérieux. Et la mauvaise foi dépitée marmonne : « Est-on si sûr de la nouveauté de la maladie en Haïti? Peut-on savoir vraiment ce qui se passait médicalement au temps des Tontons de Papa-Doc, et de la misère noire... » Pourtant l'accusation vient de découvrir au Japon qu'ils sont plusieurs dans la famille HTLV, ressemblants mais distincts. L'alibi n'est qu'une embrouille, une supercherie de *virus amphitryons.* Trois nouveaux témoignages vont permettre de déposer une nouvelle conclusion: le variant HTLV-SIDA est *récemment* apparu en Haïti.

Les médecins haïtiens cités à la barre

Par décret d'arrogance (occidentale), la datation de la maladie en Haïti ne saurait reposer sur les témoignages de médecins du Tiers-Monde. Il est vrai que le diagnostic de SIDA n'est pas simple, technologiquement. Il est possible aussi que l'éducation médicale soit, comme certains ont pu l'éprouver dans nos régions, de niveau inégalement transmissible. On cite, pour l'exemple, les Kaposis haïtiens *inexistants* dans l'île d'Haïti jusqu'en 1980 puis leur surgissement brusque, en six mois... six mois qui suivent l'installation à Port-au-Prince d'un dermatologue de solide formation. Mais inférences exclues, cela ne prouverait pas qu'il y ait eu des Kaposis *avant* 1980. Et 1980, c'est le début de ce qui sera, en 1983, une épidémie du SIDA. Enfin et surtout, les médecins, qui, aujourd'hui, voient et reconnaissent ces malades en Haïti, étaient déjà pour la plupart en exercice avant 1980. Les mêmes médecins qui, en leur âme et souvenirs, jurent qu'ils n'ont pas vu de cas semblables auparavant.

Les touristes s'interrogent

La maladie a « explosé » dans les foyers touristiques de l'île, essentiellement dans deux quartiers de Port-au-Prince. Aucun cas, ou presque, dans les campagnes, là où l'endémie HTLV classique est, au moins, aussi consistante que dans les villes. Les contacts rapprochés entre visiteurs et indigènes, tous sexes confondus, ne datent pas d'hier. Nombre de Français s'y étaient trouvés bien, sans en rapporter un si méchant souvenir. Pas de SIDA au Club Méditerranée.

Le témoignage des hémophiles

Les hémophiles forment une population hautement médicalisée en Amérique du Nord, eu égard aux transfusions répétées de facteurs coagulants VIII d'origine plasmatique. Les « concentrés » de ces fractions étaient largement utilisés aux États-Unis, dès le début des années soixante-dix. Concentrés qui représentent la quintessence coagulante de 2 000 à 20 000 donneurs, plasmas confondus. Des hémophiles ont contracté le SIDA dans divers pays du monde à la suite de telles transfusions. Or, les médecins et centres spécialisés dans le traitement des hémophiles sont formels. Après avoir retourné dans tous les sens leurs dossiers, ils ne retrouvent pas, comptes rendus d'autopsie inclus, de traces archivées de SIDA *avant* 1980. Si le délai d'incubation après transfusion, temps séparant l'inoculation du virus du SIDA et l'apparition des premiers symptômes, est de deux ou trois ans en moyenne, on peut considérer que les lots de fractions coagulantes contaminées par le virus du SIDA sont *postérieurs* à 1976. Avant 1976, les fractions utilisées étaient, en revanche, saines.

Quel rapport avec la datation du SIDA dans l'île? Le sang utilisé en Amérique du Nord, avant 1975, provenait pour une large part d'Amérique latine, et des Caraïbes, notamment d'Haïti. Depuis le début des années soixante-dix, les industries du sang prélevaient des donneurs payés bon marché. Les préleveurs ne manquaient pas d'un sens certain de l'opportunité. En 1973, le tremblement de terre du Nicaragua fait de nombreuses victimes et attire la sympathie, l'aide matérielle et physique de nombreux volontaires venus de tous les coins du monde occidental. Des camps de fortune sont installés sous des tentes modernes et confortables. Dans l'une d'elles, vaste, une compagnie productrice de machine à « traire » le plasma [1] installait ses apparcils par dizaines... Elle réalisera une vaste collecte de plasma pour usage commercial à raison de plusieurs *centaines de litres* par semaine. Par ailleurs, on se souvient des rumeurs de scandales qu'a soulevé, de 1970 à 1972, le trafic de sang en provenance d'Haïti [2]. Mauvais sang, évidemment, auraient conclu certains, lorgnant du côté du sang haïtien à l'heure du SIDA. Et pourtant,

1. La technique des plasmaphérèses massives, ou échanges plasmatiques, consiste à « brancher » les veines du donneur sur un circuit qui permet, grâce à des procédés divers, de séparer les globules du plasma et à ne conserver que ce dernier.

2. La fameuse Hemo-Carabbean and Co était financée depuis New York et soutenue par le beau-frère du président Duvallier.

la chose est improbable. C'est à partir de 1973 que le sang haïtien n'est plus importé légalement aux États-Unis. La technologie des plasmaphérèses massives s'étant répandue dans le monde, l'Amérique n'allait plus avoir à dépendre de ce sang-là. A compter de 1975, la FDA [1] n'apposera plus son label de garantie Amérique du Nord sur le sang haïtien, ni d'ailleurs sur celui de la plupart de ses anciens fournisseurs d'Amérique du Sud. Conclusion : les vendeurs-donneurs de sang haïtiens *n'étaient pas porteurs du virus du SIDA* avant 1976, même s'ils étaient, sans doute, porteurs du virus HTLV classique dans une proportion comprise entre 1 et 3 %. Le virus du SIDA, variant cousin du HTLV, était en Haïti, au pire, aussi rare avant 1976 qu'il est toujours apparemment rare au Japon aujourd'hui. Maladie rare ou non existante, cela ne fait pas grande différence. Une maladie *sporadique* donne lieu, pendant des années ou des siècles, à un cas isolé (et non reconnaissable par les médecins) de pneumonie ou de maladie consomptive inexpliquée, chez un paysan haïtien, dans un pays où le mal et la mort sont d'ailleurs réputés pour frapper à l'improviste, comme elle aurait pu le faire pendant des siècles parmi des pêcheurs de Kyushu.

Qui donc a importé ou exporté le virus du SIDA, variant HTLV en Haïti à partir de 1976 et au-delà ? La pertinence médicale de cette question n'est plus aussi claire que les précédentes, et, pour impliquer la famille HTLV dans l'affaire SIDA, l'accusation n'a pas besoin de répondre sur ce point. Le dossier est transmis aux géopolitiques. Avec, en annexe, une note en forme d'hypothèse. Le HTLV classique pourrait être l'aïeul du HTLV-

1. *Food and Drug Administration* : office public américain contrôlant la mise sur le marché des produits de consommation alimentaire et médicale.

SIDA; des SIDA sporadiques en Haïti, antérieurs à 1976, comme on les documente aujourd'hui au Japon, sont imaginables. La souche HTLV-SIDA, à partir de 1976, aurait pu « bénéficier » de conditions écologiques favorables à son expansion : urbanisation des paysans et surpeuplement des villes, facteurs de promiscuité au sens étroit. Marchands d'inoculations et inoculateurs forains, prolifiques grâce à la seringue plastique inusable. Charters New York-Miami-Port-au-Prince. Expansion récente et massive des passages de virus d'humain à humain, facteur de sélection possible d'une souche variante et rare (HTLV-SIDA) d'un virus relativement fréquent (HTLV classique). Mais un raisonnement ne fait pas une épidémie, et cette note biaise fort du côté de l'homosexualité. Or le problème n'est pas si différent pour Haïti de ce qu'il est en Afrique. Là-bas aussi, de solides recoupements laissent penser que l'ampleur actuelle de la maladie reflète des événements virologiques ou épidémiologiques récents. Là-bas, la question de l'homosexualité masculine ne se pose même pas. Autant de femmes que d'hommes sont touchés.

LA MARQUE AFRICAINE

Histoire, ethnologie, relevés de l'endémie HTLV aux Caraïbes, tout indique que le virus HTLV classique est présent en Afrique depuis longtemps. D'autre part, la maladie due au virus du SIDA y a, au Zaïre, un « marqueur » historique et clinique : le Kaposi disséminé grave. Mais cette maladie était rare et peu contagieuse. Des milliers d'Européens, dont des dizaines de milliers de Belges, ont vécu au Zaïre jusqu'au début des années soixante et peu (voire aucun) ont contracté un Kaposi disséminé. De même chez les Français du Congo-Brazzaville. Dans les conditions écologiques et médicinales (aiguilles et seringues!) des années 1950-1975, l'absence de maladies rattachables au SIDA marque l'histoire de ces pays. Remarquons aussi que les insectes du lieu, pourtant piqueurs et vecteurs du paludisme [1], n'auront pas fait beaucoup pour disséminer alors le virus du SIDA... A compter des années soixante-quinze, des cas européens de maladies, rétrospectivement assimilables au SIDA, sont notés, à Paris, à Bruxelles, à Copenhague. Des « épidémies » de « cryptocoses [2] » graves sont signalées en 1982. L'émigration zaïroise et les relevés tout récents à Kinshasa témoignent de l'expansion numérique des cas actuellement recensés. Curieusement, l'articulation historique se fait, en Afrique comme aux Caraïbes, autour de 1975. Mais que s'est-il passé en Afrique ? Question pour géopoliticiens, là encore. Avant de leur laisser la parole, il n'est pas sans intérêt de rappeler que d'autres virus tropicaux (sans rapport avec le SIDA) y ont connu à l'occasion des promotions spectaculaires et que des maladies « nouvelles » ont inopinément surgi là où il n'y avait « rien », versions épidémiques de maladies auparavant sporadiques dans des coins retirés du monde équatorial. Des modèles pour un virus de SIDA tapi jusque-là (1975-1976) au fin fond du Zaïre ?

Histoire des fièvres de Marburg, de Lassa et d'Ebola

Marburg, en Allemagne fédérale, 1967. Des techniciens de deux laboratoires de biologie virale sont, tour à tour,

1. Les Kaposis disséminés graves du Zaïre sont relevés essentiellement en zone humide, là où les moustiques transportent l'agent du paludisme.

2. Dues à un microbe responsable d'une infection caractéristique du SIDA.

touchés par une fièvre violente avec abattement et hémorragies profuses. Vingt-cinq d'entre eux, en l'espace de trois semaines, seront affectés, sept en mourront. Un virus jusque-là peu connu, voire inconnu, sera isolé et la source de l'épidémie sera assignée à des spécimens, tissus et cellules, de singes africains rapportés du Kenya.

Lassa au Nigéria, 1969. Une sœur missionnaire d'origine nord-américaine et son amie, religieuse elle aussi, meurent après une maladie fébrile suraiguë inexpliquée. L'amie était restée à son chevet, avant de tomber à son tour. Une troisième sœur, soignant les deux premières, devait être rapidement évacuée par avion sur New York pour cause de fièvre grave. Elle guérira de sa maladie X. Mais deux techniciennes du laboratoire de Manhattan, qui avaient effectué des examens sur le sang de la convalescente, tombaient elles aussi malades. L'une des deux ne se relèvera pas.

Nzara, au fin fond du Soudan, à proximité des frontières zaïroise et ougandaise, 1976. Dans une usine de traitement du coton apparaissent plusieurs cas de fièvres hémorragiques inconnues des médecins européens sur place. La maladie atteint, en quelques semaines, un nombre croissant d'habitants de l'agglomération voisine. Deux malades sont évacués vers Maridi, à 150 km à l'est, où se trouve un hôpital mieux pourvu en moyens techniques et en personnel. Un vaste hôpital avec 230 médecins, infirmiers et techniciens. 72 d'entre eux seront touchés en quelques semaines. 42 décéderont. Tous jeunes stagiaires inexpérimentés et innocemment dévoués à leur nouvel apostolat, tous... sauf un médecin qui avait commis la faute autant que l'imprudence d'un contact intime avec l'une des malades. La ville de Maridi est à son tour infectée et les enquêteurs volontaires, dépêchés sur place depuis Boston, noteront que les parents des premiers malades sont le plus souvent touchés. La contamination semble avoir lieu lors de la préparation des morts à la cérémonie funèbre. Les cadavres sont dès lors incinérés ou enterrés par les soins des médecins occidentaux eux-mêmes. Et l'épidémie s'éteint à Maridi. La fièvre « Ebola » y aura fait 284 victimes dont la moitié décédera.

Le Zaïre est à 800 km au sud de Maridi, relié au Soudan par une piste. Un petit hôpital de mission accueille un survivant de l'enfer soudanais. Il y reçoit des soins pour une maladie dont il guérira. Mais une dizaine de jours après son passage, deux ou trois semaines après l'infection de Maridi, la fièvre hémorragique éclate dans et autour de la mission. Les villages avoisinants sont touchés un à un. 58 au total, 318 personnes atteintes, et plus de 250 morts. L'une des seringues ou aiguilles qui avaient été utilisées pour les soins du « contact » soudanais aurait pu, pense-t-on, resservir pour d'autres consultants. L'une des infirmières soignantes de l'hôpital missionnaire est transportée malade à Kinshasa. Bilan : deux morts à l'hôpital de Kinshasa...

Trois virus, Marburg, Lassa, Ebola, et trois « nouvelles » maladies avaient donc ainsi été « découvertes ». Les trois provenaient probablement de « réserves » naturelles, d'animaux réservoirs de virus, peut-être de singes vivant en forêt vierge, et probablement transférés à l'homme par des intermédiaires insectes vecteurs. Entre le Sud-Soudan et la mission Nord-Zaïre, une piste tracée à l'emporte-troncs d'arbres en pleine forêt équatoriale, là où les insectes ne manquent pas et où les animaux, réservoirs potentiels de virus incroyables, pullulent. La forêt tropicale s'ouvre, mais ses trésors enfouis sont de diverses natures.

GÉOPOLITIQUE DU SIDA

La souche HTLV-SIDA, si elle avait été présente depuis toujours dans les régions tropicales où éclate aujourd'hui la « nouvelle » maladie, devait y être rare, à l'origine tout au plus quelques cas sporadiques. Trois pitons factuels permettent d'assurer cette construction :

1. L'observation japonaise, sauf le respect dû à la haute autorité du ministère de la Santé de ce pays [1], est authentiquement un cas de SIDA. La malade de Shikoku vivait depuis toujours, sagement et fidèlement, dans une région connue d'endémie HTLV classique.

2. Aucun hémophile aux États-Unis n'avait contracté de SIDA avant 1980, alors que le sang utilisé à produire les fractions coagulantes provenait en partie d'Haïti, zone d'endémie du HTLV classique depuis les temps de la déportation des Africains.

3. Les Européens en Afrique n'ont pas contracté de SIDA avant 1975.

D'où serait venue la souche HTLV-SIDA, selon quel itinéraire et quand se serait-elle répandue ? Nos trois « prises » nous laissent aussi peu d'espace qu'une fourchette étroite pour l'ascension dans le temps : 1974-1977. Est-il pensable que la souche ait pu se répandre simultanément, mais indépendamment, en Haïti et en Afrique équatoriale ? Est-il pensable qu'elle ait pu transiter dans le sens Haïti-Zaïre, sans contremarque en mouvements de populations repérable dans cette direction durant la

1. Le directeur du groupe d'étude sur le SIDA près le ministère japonais de la Santé est une « personnalité de qualité ». Mais aujourd'hui l'habit ne fait plus tant le moine qu'un titre ès qualités suffise *ipso dicto* à compenser l'absolue rareté du SIDA au Japon et l'immaturité subséquente du monde médical local en matière de SIDA.

période désignée? Resterait par soustraction l'origine proprement africaine [1] de l'explosion actuelle, et le précédent des fièvres hémorragiques de Marburg, de Lassa et d'Ebola, nous fournirait un canevas de scénario africain pour le SIDA.

Les seringues en plastique jetables mais non jetées, bien après les premières bouteilles de Coca-Cola, seraient arrivées en Afrique? Admettons. Mais cela suffirait-il à disperser la souche HTLV-SIDA aussi loin alentour? Au titre d'amplification d'un phénomène « naturel », sans doute. Mais il nous faudrait aussi un réservoir, par exemple animal [2], libéré de sa géographie, restreinte à l'origine, par un remaniement écologique local. Qui à cette époque aurait pu « ouvrir » la forêt zaïroise ou celle des pays voisins et faire ainsi courir le virus caché? Qui de là aurait pu l'exporter vers le Nouveau-Monde? Qui dans l'histoire récente des mouvances humaines aurait suivi un tel itinéraire? Les Cubains, peut-être. Après tout, ne sont-ils pas intervenus physiquement en Angola dès 1972? Nous savons, témoignages visuels recoupés, qu'ils étaient en nombre dans le nord du pays, à peu de distance du Zaïre au cours de l'année 1977, en zone de forêt tropicale. Rapporté dans l'île par des anciens combattants, le virus aurait, avec certains d'entre eux, poursuivi sa longue route, direction les États-Unis... En 1977-1978, le gouvernement cubain expulsa un certain nombre d'indésirables parmi lesquels figuraient des « magalitas [3] » et des

1. La forme grave de la maladie de Kaposi était connue en Afrique équatoriale depuis plus de 20 ans. Cette maladie alors rarissime semble connaître aujourd'hui une expansion notable au Zaïre.

2. Les macaques du Kenya (sarcopithes Ethiops), dont le sang, analysé en Allemagne fédérale, contient, dans la proportion de 95 sur 100 animaux testés, des anticorps anti-HTLV simiens, appartiennent à l'espèce de singes chez laquelle on avait retrouvé le virus de Marburg.

3. Les « marguerites » désignent les homosexuels.

anciens d'Angola. Un certain nombre d'entre eux trouveront refuge en Floride, à Miami. Miami et le Sud-Est de la Floride est une zone reconnue de libre-homo-échangisme à portée de bateau de l'île du protectionnisme hétérosexuel. Miami à 95 dollars aller-retour de Port-au-Prince, exotique plaque tournante des mondes américain et caraïbe. Miami, quatrième foyer du SIDA aux États-Unis, juste derrière les trois mégalopoles gays. Miami relié à elles selon les longues chaînes de fraternité homosexuelle circulaire du type : Miami-Haïti, Los Angeles-Haïti, New York-Haïti-Miami... Ainsi aurait pu naître une nouvelle épidémie, des fins fonds de l'Afrique au monde occidental.

CONFRONTATIONS ET DERNIÈRES CONCLUSIONS

Y aurait-il d'autres virus à inculper ? Quelques candidats se sont fait connaître, d'autres se feront, tour à tour, annoncer tant que l'inculpation formelle du HTLV n'aura pas été prononcée.

Le virus kényan et les porcs de Cuba : la CIA au travers du SIDA

Une épidémie de fièvres mortelles a ravagé le cheptel porcin de l'île de Fidel Castro à partir de 1975. A l'origine, un virus [1] de souche africaine dont les porcs des plateaux du Kenya avaient été les premières victimes, quelques années plus tôt. Kenya-Angola-Cuba-SIDA, telle aurait

1. Le virus des porcs kényans fait partie de la famille des « parvovirus », germes de petite taille susceptibles de provoquer des anomalies de l'immunité chez les jeunes porcs, ou encore des défauts de maturation des cellules du sang chez l'homme. Le virus du porc n'infecte pas les humains.

pu être la chaîne d'importation [1], soit par le biais d'animaux contaminés, ou encore, selon le témoignage d'un ancien de la célèbre « agence », par la contamination malicieuse et directe des cochons cubains commanditée par la CIA. En dépit de ses traits exotico-historiques séduisants, ce virus outsider n'est par ailleurs ni rétro, ni humanophile, ni T4-trope, ni présent au Japon. Il aura pourtant tenu un moment la semi-une des virus candidats au SIDA, à la grande époque créativiste du premier trimestre 1983. Écarté aujourd'hui par les résultats des sondages effectués dans le sang d'un certain nombre de malades : négatifs.

Le virus Pasteur

Un virus, isolé par une équipe de virologues de l'Institut Pasteur à Paris, s'est retrouvé en mai 1983 vedette « américaine » dans le banc-titre des postulants au rôle d'agent SIDA. Il s'agirait d'un rétrovirus jusque-là jamais rencontré. Sa fiche descriptive, encore à peine ébauchée, porterait l'insigne T4-trope, nécessaire pour une investiture. De plus, on trouve la trace de son passage chez un nombre appréciable de malades. Néanmoins, en l'état des connaissances, il est trop tôt pour lui assigner une place, opportuniste ou responsable, dans l'histoire du SIDA.

En quoi l'hypothèse HTLV aura-t-elle été la meilleure?

La procédure qui nous a conduit, au HTLV tente une intégration progressive de faits à un ensemble en tâchant, à chaque pas, de ne pas ajouter trop d'hypothèses « gratuites ». La probabilité de leur mise en défaut augmente-

1. La coïncidence de l'épidémie de fièvre porcine africaine à Cuba avec celle du SIDA dans le Nouveau-Monde n'en reste pas moins frappante. Les Cubains, décidément...

rait avec la quantité d'incertitude que leur « gratuité » pourrait introduire.

Les plus petits dénominateurs communs biologiques entre cellules T4 diminuées dans le sang, T4 à fonctionnement perturbé, T4 rasées à l'autopsie, transmission par le sang, Haïti, Afrique, Japon, c'est la série suivante : un virus infecte et affecte les T4 et c'est un virus tropical (HTLV). Le déplacement leucémie-aplasie nous fait courir un risque, d'errance *ou* de progrès : T4 leucémie-T4 aplasie, une liaison de contraires biologiques qui renforce l'ensemble en diminuant son coût, selon la figure de l'antinomie dont la logique formelle nous enseigne la force d'articulation.

La leucémie T4 c'est, au moins, *une* perturbation de la machine cellulaire liée à l'*intégration* d'un rétrovirus dans le noyau. Un rétrovirus aussi pour le SIDA mais différent soit par sa structure, soit par ses sites d'intégrations cellulaires ou, plus généralement, ses effets. La cellule infectée vieillit, se paralyse ou asphyxie des poisons que le virus lui fait sécréter... Hypothèses gratuites qu'aucun fait convaincant n'est encore venu soutenir. Mais elles ne « coûtent » rien car elles restent en dehors de l'ensemble principal. Restait à recouper les pans géographiques dépassant le champ d'observation. HTLV-Japon : pas de SIDA; HTLV-Haïti : SIDA = deux virus *différents* mais *apparentés* avec des structures communes. Chaque étape déductive permet d'*inférer* la suivante. Le bouclage final est « le meilleur » seulement parce qu'il intègre l'ensemble en un tout cohérent.

Cette méthode n'est pas neuve. On la trouve consignée dans tous les manuels de logique des sciences. Mais elle l'est par rapport aux instruments conceptuels qu'utilisait la science des microbes à la fin du XIXe siècle et ce, jusque vers les années cinquante du siècle présent. Les difficultés et efforts principaux de la discipline se tournaient non pas contre la *logique* mais plutôt la *technique*. Pouvoir cultiver *in vitro* un virus, une bactérie à partir d'un fragment de tissu ou autre spécimen biologique, tel était son problème. Aujourd'hui, la culture des cellules est sortie de ses limbes et le problème microbien est, d'abord, celui d'un choix. Lequel parmi les microbes que produit une cytoculture doit-on considérer comme celui qui *compte* pour l'histoire ? On connaît trop bien les *artifices* de la cytoculture pour prendre le premier virus, *sélectionné* par les conditions de la culture elle-même, au sérieux uniquement parce qu'il « pousse ». Il faut encore qu'il *ressemble* à celui que l'enquête a permis de dessiner. Dans ce dessin, chaque élément, sans hiérarchie, apporte sa quantité d'informations : moléculaires, cellulaires, cliniques, géographiques, historiques, sociologiques. Le HTLV, qui de ce tout fait un, a beaucoup pour séduire la logique. Aux meilleurs coûts.

Enfin, pari pascalien et opportuniste, celui de la Médecine, l'*intérêt* de l'hypothèse HTLV c'est d'être déjà opérante, et, par exemple, pour la prévention puisqu'on connaît, dès aujourd'hui, les modes de transmission du HTLV. La masse de savoir sur ce virus déjà identifié et caractérisé nous ferait gagner du temps. Si ce n'était pas HTLV, qui donc serait-ce, et surtout *quand* le saurions-nous ?

Dès lors, à la relecture des éléments de l'enquête, le procès-verbal de l'acte d'accusation lira aujourd'hui ceci :

Attendu que le HTLV représente une famille de virus infectant et affectant des cellules de même type que celles malades du virus du SIDA; que le HTLV est un virus tropical qui sévit sous une forme connue, leucémique, dans deux des foyers du monde où le SIDA est aujourd'hui fréquent; que les traces du passage d'un membre de la familles des HTLV sont visibles chez un nombre croissant de malades qui n'ont aucune raison, géographique ou ethnique, de « porter » un virus exotique; qu'il n'y a pas de candidats aujourd'hui susceptibles de *remplir* aussi bien le rôle d'agent SIDA,

Déclarons par ces faits que la responsabilité de l'affaire SIDA incombe au HTLV et à sa famille, ouvrons-en le procès, demandons aux synodes des virologues et des médecins d'y venir témoigner en apportant les preuves tangibles du passage d'un virus germain dans les cellules des malades.

L'histoire du SIDA aura été celle d'un virus exotique nouvellement introduit dans le monde occidental. Le cheminement en est désormais assez clair. Le virus du SIDA a fait son apparition, sous forme épidémique, à Haïti à partir de 1976. Un petit nombre de porteurs du virus se trouvent alors à Port-au-Prince. Les échanges sexuels vont multiplier les occasions de passage du virus. Mais les femmes constituent dans ces relais une impasse, ou une semi-impasse, à la propagation. En revanche, la contamination des hommes, par d'autres hommes via des sécrétions contaminées (lymphocytes), aura assuré la transmission de l'agent infectieux. A des homosexuels beaucoup plus qu'à des femmes. Mais, monsieur de La Palice, pourquoi les homosexuels? Parce qu'ils font l'amour entre eux! Et dans cette création, les homosexuels hommes ont une ambivalence de type pseudo-hermaphrodite pour la majorité d'entre eux. Une dualité propice au passage d'un virus d'un sujet « receveur » devenant à son tour « donneur ». L'intransitivité de la propagation homme-femme tiendrait simplement à ce fait biologique qui place les femmes en position de « receveur » de sécrétions intimes et moins, selon la logique primaire de l'anatomie naturelle, en position « donneur ». Une distribution *sécative,* sans doute contournable par la phantasmatique des humains dans le geste amoureux, mais suffisamment établie par les faits « de nature » pour rendre compte de l'intransitivité apparente de la propagation du virus. Les chaînes de contacts homosexuels aux partenaires multiples auront à l'évidence contribué à amplifier cette prime à la contamination des hommes, recevant et donnant leur sperme à d'autres hommes.

Pour la biologie, la morale de l'histoire pourrait être : les virus sont là où ils sont. Il suffit d'aller les chercher, de les rencontrer dans ces lieux pour en être infecté. Le SIDA est une maladie tropicale, rapportée de voyage exotique par des hommes. Pour un esprit casanier, la morale de l'histoire pourrait être : « Que diable ont-ils été si loin pour chercher l'aventure! Et maintenant, la galère! »

DEUXIÈME PARTIE

LES EFFETS DU SIDA

1. HAÏTI : INFAMIE ET PRÉJUDICES

Au cours des deux premiers trimestres de l'année 1982, le CDC [1] dénombre 34 cas de SIDA chez les Haïtiens des deux sexes, ayant récemment émigré aux États-Unis. A l'intérieur de l'île, règne d'abord une certaine confusion. La « réalité » du SIDA n'est pas acceptée, bien qu'un rapport sur la *maladie de Kaposi* concernant des Haïtiens ait été présenté lors d'un colloque tenu à Port-au-Prince en mai 1982. La maladie y sera néanmoins « retrouvée » par des agents occidentaux travaillant pour l'« Epidemiology Intelligence Service », émanation des « National Institutes of Health [2] ». Installés sur place sous des « couvertures » diverses, les agents de l'EIS repèrent discrètement plusieurs dizaines de cas au cours des années 1982-1983. En dehors de l'île, plusieurs dizaines de réfugiés haïtiens, à Paris, à Montréal, à Québec ou en Guyane française, sont reconnus atteints de SIDA à partir de 1982. Aujourd'hui, les médecins haïtiens ont officiellement

1. Le « Center for Disease Control », à Atlanta, comptabilise aux États-Unis l'incidence des maladies et en publie les relevés dans un journal hebdomadaire.

2. Les « National Institutes of Health » regroupent à Bethesda plusieurs milliers de médecins et de biologistes engagés dans la surveillance et la lutte contre les maladies.

comptabilisé plus de 150 cas dans l'île, tous à Port-au-Prince et Carrefour, hauts lieux touristiques pour Américains et Européens. Aujourd'hui, il faut compter 300 malades haïtiens, intra- et extra-muros.

Le SIDA en Haïti est superposable à la maladie observée ailleurs, à quelques nuances près. En revanche, le mode de contamination par l'agent viral reste, pour un pourcentage important, incertain. La transmission homosexuelle ne représente qu'une fraction du total et, en dehors de quelques utilisateurs de drogues par voie intraveineuse et de 3 cas post-transfusionnels, la plupart sont survenus de façon inexpliquée chez les hétérosexuel(le)s. La proportion hommes/femmes atteints y est voisine dès lors que l'on retranche les cas homosexuels masculins. La voie transcutanée reste, là comme en Afrique, une possibilité. Les piqûristes itinérants sont implantés. Les matériels à injection en plastique jetables improprement réutilisés pourraient avoir leur part de responsabilité dans la diffusion du virus *nouvellement* introduit.

La maladie n'existait pas en Haïti avant 1975 et elle aura dû être importée d'Afrique centrale, directement ou indirectement. Des sujets – des deux sexes – d'origine nord-américaine et européenne ont contracté la maladie sur place, après transfusion ou dans des circonstances non élucidées.

Le stigmate du groupe à risques

La maladie et son virus sont apparus dans l'île depuis quelques années. Pour les Américains, l'un des problèmes essentiels aura été de circonscrire les groupes de population susceptibles d'être porteurs de l'agent, afin de les écarter de la collecte du sang. Il n'y a pas, en 1983, de tests biologiques permettant d'opérer cette désignation à coup sûr. Alors, on ratisse large. Toute personne *théoriquement* susceptible d'être porteur du virus doit être, si possible, écartée des donneurs de sang. C'est alors que surgit l'estampille de « groupe à risques » étendue à l'ensemble de la nation haïtienne. La logique technique – écarter les donneurs – avait un caractère à la fois imparable (« Nous ne savons pas reconnaître les sangs dangereux, donc nous éliminerons tous les Haïtiens ») et intolérable. Les Haïtiens sont facilement « repérables » de par leurs traits et leur culture. Ce sont des Noirs francophones. La démarche, qui a prévalu à cette désignation, était discriminatoire. Elle singularisait les Haïtiens en tant qu'entité géographique alors que les chiffres d'incidence sont à peine différents dans cette population comparée à celle de New York : 1,16 cas pour 10 000 dans l'agglomération new-yorkaise, contre 1,66 cas pour 10 000 en Haïti. Or, on n'a pas vu d'affiches recommandant à tous les New-Yorkais de s'abstenir de donner leur sang. De fait, le peuple haïtien tout entier, marqué de façon *héréditaire* par ses traits ethnico-culturels, s'est trouvé placé, vis-à-vis du SIDA, dans la même position que d'autres groupes socioculturels aux caractères *acquis* : les homosexuels ou les utilisateurs de drogues par voie intraveineuse. Le délit de discrimination raciale à l'égard de la nation haïtienne n'était pas si loin. D'autant que le label haïtien excluait les résidents non nationaux qui avaient séjourné dans ce pays et devaient logiquement, comme ils le sont aujourd'hui, être inclus dans ce conglomérat.

Le choc

Aux États-Unis, « les » Haïtiens sont littéralement « visés » : pauvres, noirs, « contagieux », immigrés illégaux. Entre les homosexuels et les drogués, l'opprobre est à son comble. Des employeurs licencient. D'autres refusent l'embauche. Les propriétaires ne veulent plus louer ou demandent la désinfection des lieux. Les boat-people arraisonnés sont incarcérés dans des camps ou des prisons spéciales. Les immigrants légaux sont cadenassés dans des ghettos. Les populations non haïtiennes jouxtant les Haïtiens vivent une frayeur qu'on peut comprendre. Des étrangers porteurs d'un germe mortel et dont on disait qu'il est si contagieux !...

En Haïti, les répercussions prennent l'allure d'une catastrophe. Les malades qui posent, là comme ailleurs, des problèmes thérapeutiques non résolus sont relativement nombreux par rapport aux capacités sanitaires et techniques du pays. La pression économique se fait, en outre, sentir. Le commerce touristique, source primordiale des rentrées de devises, s'effondre. Après avoir tant nié, les autorités haïtiennes veulent faire face en s'attaquant aux homosexuels. Elles ont décidé que « Haïti, sous la direction de son président Jean-Claude Duvallier, ne deviendrait pas le bordel de la Caraïbe ». Fidèle à ses traditions autoritaires, le gouvernement fait fermer certains hôtels, des étrangers sont expulsés et des natifs emprisonnés. En juillet 1983, 70 d'entre eux sont arrêtés à Port-au-Prince par la police d'État. Cette vague d'arrestations sera interrompue lorsque, selon un journal haïtien édité à Brooklyn, la police devra interpeller pour le même motif quelques personnalités officielles proches du gouvernement dont le ministre des Affaires étrangères.

La gravité de la situation, locale et internationale, mobilise les Haïtiens de tout bord, opposants, émigrés ou officiels de l'île. Tous sont affectés par l'image ainsi colportée du peuple haïtien. Le lobby haïtien est puissant dans l'État de New York. Il s'organise autour de la question SIDA et fera ses représentations auprès des autorités politiques et sanitaires. Des députés américains seront sollicités. La force électorale des Haïtiens est loin d'être négligeable, fondée sur un collège d'immigrés plutôt conservateurs. Le gouvernement haïtien réagit et délègue ses représentants dans les organisations internationales. A charge d'obtenir un rétablissement des faits et une formulation moins discriminatoire. L'ambassadeur à Washington fera, dans cet esprit, une première mondiale dans l'histoire de la médecine occidentale : une intervention écrite dans le *New England Journal of Medicine,* journal médical s'il en est, où il déplorera le dommage, créé par les nonchalances sémantiques nord-américaines, sur le commerce et les affaires...

Aujourd'hui, les faits sont mieux établis et le consensus accepté. La qualification « Haïtiens = groupe à risques » a été retirée des documents officiels de l'OMS. Reste la maladie avec tous ses problèmes. Ces difficultés sont partagées par d'autres pays en voie de développement confrontés à l'« explosion » de SIDA. Le Zaïre est à son tour placé dans la ligne de mire. Ce pays africain sera-t-il « traité » aussi sauvagement que le fut Haïti ?

2. LE CASSE-TÊTE DU SANG

Le virus du SIDA se transmet par le sang et certains de ses dérivés. Les donneurs de sang contaminant sont malades ou porteurs sains du virus.

Quels produits sanguins sont en cause?

Trois types de produits du sang sont associés à la transmission de la maladie : le sang entier (plasma plus globules), les globules du sang séparés du plasma et les fractions coagulantes destinées aux hémophiles.

Le sang entier est surtout utilisé dans la chirurgie à cœur ouvert ou la chirurgie d'urgence. A cœur ouvert, la circulation du sang est maintenue artificiellement par un système de pompe et de circuit extracorporel que l'on « amorce » par du sang. La chirurgie d'urgence pour plaies hémorragiques, après accident ou blessure, utilise du sang entier destiné à compenser les pertes subies par le blessé. Ce fut le cas de M. D., coopérant à Haïti, qui, en urgence, dut recevoir plusieurs unités de sang frais recueilli chez des donneurs haïtiens dont l'un, au moins, devait être porteur du virus du SIDA.

Les « concentrés » de globules du sang (la majeure partie du plasma en est éliminée) servent à compenser les « anémies » où manquent soit les globules rouges, soit les globules blancs, soit les plaquettes [1]. Des concentrés plaquettaires ont notamment été à l'origine de SIDA chez un nourrisson nord-américain. Au total, plus d'une trentaine de cas de SIDA ont été recensés à la suite de transfusions, la quasi-totalité aux États-Unis. Ces cas s'additionnent mois après mois.

Les fractions antihémophiliques

L'Europe n'a pas de cas de SIDA post-transfusionnel. Mais en France, en Grande-Bretagne, en Espagne, en Suisse, en Autriche, des hémophiles ont contracté par voie sanguine le SIDA et son virus. L'ensemble des cas hémophiles, aux États-Unis et dans le monde, représente (en février 1984) près d'une trentaine de malades.

Tous les hémophiles du monde, dès lors qu'ils sont médicalisés, reçoivent, plus ou moins souvent selon les cas et selon les « tactiques » médicales choisies, du sang ou de ses dérivés. Pour pallier une hémorragie (relativement fréquentes chez ces malades), ils reçoivent des concentrés de globules rouges ou du sang entier. Mais surtout, pour compenser leur défaut héréditaire en facteur de coagulation, on leur prescrit des perfusions de fractions de sang enrichies en *facteur VIII dit facteur antihémophilique*. Quatre sources de facteur VIII leur sont disponibles : le cryoprécipité simple (provenant d'un seul donneur), les cryoprécipités lyophilisés qui regroupent le sang de quelques donneurs, les concentrés intermédiaires provenant d'une dizaine de donneurs et les « super-concentrés » obtenus à partir du sang de plusieurs *milliers* de donneurs. Ces super-concentrés sont préparés industriellement et distribués à l'échelle internationale. Les trois autres types

1. Les plaquettes sont de petits globules intervenant dans les phénomènes naturels de coagulation.

de fractions coagulantes sont produits par les banques de sang locales ou nationales.

Un hémophile donné reçoit dans sa vie divers types de fractions selon les circonstances. Dès lors, il est bien difficile de retrouver, chez un hémophile ayant contracté le SIDA, *le* produit sanguin qui aurait été la source de la contamination. Les données statistiques globales sur le SIDA des hémophiles ont fourni quelques indications sur ce point, mais non des certitudes. Dans tous les cas pour lesquels l'enquête disposait d'informations suffisantes, on aurait retrouvé un élément commun. Tous avaient reçu, au moins une fois, des « super-concentrés ». Leur caractéristique principale tient au nombre astronomique des différents plasmas nécessaires à leur fabrication, plasmas mélangés les uns avec les autres : jusqu'à 20 000 donneurs différents. Il suffirait, théoriquement au moins, d'un *seul* porteur de virus du SIDA parmi eux pour contaminer le lot entier.

Comment sont préparées les fractions antihémophiliques ?

Les fractions coagulantes sont extraites du plasma de donneurs non hémophiles. Le plasma, partie liquide du sang, est en principe débarrassé des cellules, les globules [1] du sang. Cette séparation est réalisée au cours d'une ou deux *centrifugations* [2]. Les globules, plus lourds et plus denses que le liquide plasmatique, tombent sous l'effet de la force centrifuge au fond du récipient et le plasma « surnageant » est recueilli. Or, si le virus du SIDA se transmet comme son aïeul le HTLV classique, une étude

1. Le sang contient trois types de globules : les globules rouges (hématies), les globules blancs (leucocytes) dont font partie les lymphocytes, et les plaquettes.
2. Opération qui consiste à augmenter de 1 000 à 5 000 fois la pesanteur dans une machine tournant à grande vitesse.

réalisée au Japon, en 1983, nous fournit un résultat d'une valeur exceptionnelle : *le plasma seul ne transmet pas le virus.*

Aucun receveur de plasma individuel provenant de sujet porteur du HTLV n'a été lui-même retrouvé porteur du virus dans les mois suivants. Au contraire, 60 % de transfusé(e)s, par sang entier ou concentrés globulaires, sont devenus à leur tour porteurs du virus. Il y aurait une incohérence apparente entre la transmission indiscutable du virus du SIDA par certaines fractions antihémophiliques provenant de *plasmas* et l'absence démontrée de transmission du virus HTLV par le *seul* plasma. Apparence seulement. S'il est vrai qu'il ne contient pratiquement plus d'hématies ni de globules blancs, le plasma centrifugé renferme encore un petit nombre de *plaquettes.* En effet, au cours des procédés d'extraction et de concentration des fractions coagulantes, on conserve quelques-unes de ces plaquettes. Certains lots de facteurs VIII en auraient jusqu'à 100 000 par microlitre. Les plaquettes pourraient jouer le rôle d'éponges, absorbant à leur surface de nombreuses substances et, notamment, des virus. Elles pourraient encore être directement infectées par le virus du SIDA. Des rétrovirus, sans rapport immédiat avec celui du SIDA, ont pu être cultivés à partir de plaquettes provenant de certains malades. Autre élément d'incertitude, les concentrés, avant d'être stockés, sont stérilisés par un procédé de microfiltration au travers de membranes aux pores extrêmement fins, de diamètre en principe largement inférieur à celui d'une plaquette sanguine. Il persiste, on le voit, des contradictions entre les données épidémiologiques, qui désignent plutôt les fractions super-concentrées mais en principe dépourvues d'éléments cellulaires, et l'absence de transmission du HTLV en l'absence de tels éléments cellulaires. Si l'on tient l'hypothèse HTLV comme conducteur de l'enquête (et à ce jour l'hypothèse est positivement vérifiée), il faudra retourner aux données épidémiologiques et vérifier si les concentrés intermédiaires lyophilisés, dont on sait qu'ils peuvent contenir encore des cellules, ne devraient pas être mis en cause. A l'inverse, il sera souhaitable de vérifier que les super-concentrés ne sont pas « pollués » par des résidus de membranes cellulaires, susceptibles de véhiculer le virus.

D'où vient le sang servant à la production des fractions antihémophiliques?

Les fractions concentrées en facteurs VIII sont utilisées depuis plus de cinq ans dans le monde entier par un nombre croissant d'hémophiles. Elles sont produites industriellement par cinq laboratoires d'envergure mondiale : Armour, Behring, Cutter, Immuno, Travenol, aux États-Unis ainsi qu'en Europe. Ils utilisent les mêmes procédés d'extraction et de filtration en utilisant au moins 90 % de plasma commercial américain.

D'où vient le sang collecté? Pour la quasi-totalité, semble-t-il, des États-Unis. Les industries concernées disposent sur place de stations de plasmaphérèses massives prélevant jusqu'à 50 litres de plasma par an chez un même « donneur ». Des six millions de litres ainsi collectés, les États-Unis en « consomment » cinq et vendent le dernier aux États européens. En plus, les États-Unis achètent sur le « marché » européen plusieurs dizaines ou centaines de milliers de litres de plasma. Les « mélanges » et les « circuits » rendent l'enquête bien difficile.

Pour retrouver l'origine géographique des plasmas, l'inventaire précis des sources ne semble pas nécessaire. En effet, nous savons que le sang d'Amérique latine n'est pas en cause. Haïti, sauf contrebande improbable, ne livre plus de plasma aux États-Unis depuis près de dix ans. Et le centre du Nicaragua, toujours agréé semble-t-il, collecte dans une région exempte de SIDA d'après ce que l'on sait. Il est exclu que les plasmas utilisés aux États-Unis proviennent d'Afrique équatoriale. Restent par conséquent les plasmas américains eux-mêmes. Les « donneurs » de plasma, bien qu'ils soient gratifiés de certains dons en espèce, proviennent de tous les horizons sociologiques et agissent selon des motivations différentes. La communauté homosexuelle, dès les années 1975, avait été spécifiquement mise à contribution et sollicitée pour participer au don de plasma servant à la préparation du vaccin contre l'hépatite B. En outre, l'argent rétribuant les prélèvements attire ceux qui, à défaut d'autres productions socialement lucratives, peuvent vendre leur plasma. Et parmi eux, les héroïnomanes pressés et désargentés. Or, c'est parmi les donneurs de ces deux populations que l'on s'attend à retrouver ceux et celles qui véhiculent le virus du SIDA.

Identifier les sangs contaminés

« Transmission du SIDA par le sang et certains de ses dérivés... » « Le SIDA se transmet comme l'hépatite B... » Panique compréhensible dans les « blood-centers » aux États-Unis. Personne ne veut plus y entrer et, courageusement, la secrétaire d'État à la Santé devra aller donner l'exemple dans un centre de New York, où, sans frémir, elle fera publiquement don de son sang.

Comparée au SIDA, l'hépatite B est hautement contagieuse. Son virus est transmis par le sang et lors de rapports intimes. Mais aussi par toutes les sécrétions, digestives autant que génitales. Le virus B, par exemple, est présent dans la gorge de ceux qui en sont porteurs. De plus, lors de la manipulation d'échantillons de sang, le risque de contamination est considérable. 20 % des personnels médicaux – et paramédicaux – sont victimes d'une infection, en général bénigne, au virus B de l'hépatite, lors de piqûres accidentelles ou de contact avec les spécimens des malades par le relais de petites plaies. La contagiosité de l'hépatite B n'a, on le voit, pas grand-chose à voir avec celle du virus du SIDA. On peut, aujourd'hui, désamorcer le modèle explosif initial.

Le virus du SIDA ne se transmet pas comme le virus de l'hépatite B, mais comme le HTLV...

Cette nuance fait la différence, puisque, dans la région de Kochi, au sud-ouest du Japon, l'endémie HTLV est restée depuis des générations localisée et parcellisée à l'intérieur des familles de porteurs de ce virus.

Un problème de taille est né avec le SIDA : le dépistage des porteurs de virus et la mise à l'écart de leur sang, sinon pour usages scientifiques. Un véritable casse-tête pour les responsables des banques de produits sanguins. Même si les risques de contamination, par cette voie, sont, à l'évidence, minimes pour un sujet recevant une transfusion.

L'hypothèse HTLV-variant nous donnera, à court terme, les moyens techniques de pointer un certain nombre de sangs dangereux en cherchant chez les donneurs les anticorps contre ce type de virus. Les anticorps n'étant que des témoins *indirects* de sa présence, ce test peut être mis en défaut. D'autres « marqueurs » biologiques sont à l'étude. Aucun n'est spécifique à l'infection au virus du SIDA et s'ils étaient adoptés, ils conduiraient à écarter le sang de sujets assurément non-SIDA. Aujourd'hui, aucun de ces tests n'est officiellement accepté et les solutions choisies visent encore le plus souvent à exclure le sang de sujets théoriquement susceptibles de véhiculer le virus, parce qu'ils « appartiennent » à l'un des groupes à risques. Homosexuels à partenaires multiples (plus de dix par an), utilisateurs de drogues dures par voie intraveineuse, hommes et femmes ayant résidé ou voyagé dans les quatre dernières années dans l'une des régions tropicales où le SIDA est aujourd'hui reconnu : Haïti, Afrique équatoriale. Dans un certain nombre de pays occidentaux, l'application de ce plan consiste d'abord à informer les donneurs et à leur demander de s'identifier confidentiellement comme appartenant à l'un de ces groupes. Ce système d'exclusion appliqué à la lettre éliminera nombre de donneurs de sang qui n'auraient pas le virus. Il va sans dire qu'il n'est applicable qu'en zone non tropicale. Pour les Caraïbes et l'Afrique, le problème reste entier.

Inquiétudes sur certains produits

Le SIDA chez les hémophiles a naturellement conduit à s'interroger sur l'inocuité d'autres dérivés du sang. Les cibles les plus en vue ont été les vaccins contre l'hépatite B. Préparés avec des plasmas contenant des particules de virus B, ils sont théoriquement susceptibles de contenir le virus du SIDA. Les donneurs de plasma utilisés pour la préparation du vaccin appartiennent aux groupes à risques dont, précisément, on sollicite aujourd'hui l'exclusion volontaire du don du sang à cause du danger SIDA... Problème apparemment circulaire et insoluble...

Un vaccin contre l'hépatite, quel qu'en soit le procédé de production, est un lointain dérivé du plasma. Les particules du virus B qui vont servir aux vaccins y sont à l'état libre, en dehors de tout élément cellulaire. Les concentrés antihémophiliques suspectés de transmettre le virus du SIDA ne bénéficient pas des multiples étapes de purification nécessaires à la préparation des vaccins anti-hépatite B. Ceux-ci contiennent peu de choses en dehors des particules vaccinantes, et, en aucun cas, ils ne contiennent des *cellules résiduelles.* De ce fait, s'il est vrai que le HTLV du SIDA a les mêmes propriétés de transmission que le virus HTLV classique, il est impensable que ces vaccins puissent transmettre le virus du SIDA. Enfin, aux étapes de purification et d'inactivation, s'ajoutent une ou plusieurs étapes de neutralisation chimique qui devraient éliminer tout « virus infectant résiduel ».

Sur ce fond, technique et théorique, s'est greffée une guerre commerciale opposant, depuis 1975, les deux grands producteurs mondiaux de vaccins, l'un américain, l'autre français. Aujourd'hui, l'Organisation mondiale de la santé a mis fin à la polémique, en reconnaissant la validité des modes de préparation des différents vaccins mis à la disposition du public pour autant « qu'ils utilisent *plusieurs* étapes d'inactivation [1] ». De fait, aucun cas de transmission du SIDA n'a été imputable à la vaccination, aux États-Unis ou en France. Pas davantage à d'autres dérivés du plasma comme les fractions d'albumine ou les gammaglobulines. Là encore, l'absence de tout élément cellulaire dans ces produits rendrait théoriquement impossible la transmission du virus du SIDA.

Au-delà de ces controverses, le SIDA aura été l'occasion de poser à nouveau la question de l'inocuité du sang des « autres ». Au cours de ces dernières années, la littérature médicale a fait état, virus après virus, des sources d'infection que peut représenter le sang. Le sang, produit naturel, risque, à terme, d'y perdre son aura. La pratique de

1. Néanmoins, les autorités sanitaires allemandes continuent de refuser les vaccins français préparés à partir de plasmas américains. Une décision jugée arbitraire par l'industrie française qui aurait engagé une requête auprès des tribunaux compétents.

l'autotransfusion [1] connaîtra, de ce fait, une vogue durable, de même que les produits synthétiques remplaçant certains constituants (globules rouges notamment). Rendre le sang inoffensif sur le terrain microbien redevient une priorité technologique. Il faut réduire les « mélanges » de sangs venus de tous les coins du monde et reposer la question des donneurs-vendeurs de sang du Tiers-Monde ou du Nouveau-Monde. A terme, on peut penser que les indications médicales recourant à la manne sanguine s'en trouveront définies de façon plus stricte et donc plus restrictive.

1. Dans les pays où le sang des « autres » est rare ou lorsque le sang des autres n'est pas recevable (témoins de Jéhovah), on peut avant une intervention procéder au stockage du propre sang du sujet pour le lui retransfuser le cas échéant pendant ou après l'opération.

3. SIDA, HOMOSEXUALITÉ, MÉDECINS, SOCIÉTÉ

Que de sujets de livre pour historiens, philosophes, sociologues ou prêcheurs! Ces livres sont sans doute déjà écrits. D'autres suivront. Le SIDA aura eu au moins ses lettres de modernité.

Maladie moderne ou maladie archaïque dans un monde moderne?

« Qui est du temps de celui qui parle », dit le *Robert* de la modernité. Le SIDA en est. Et comment!

La maladie charrie avec elle des flots d'imaginaires sur la vie, style « *Actuel* » : le sexe et sa libéralisation dont l'échangisme grand style est la marque et le stigmate. Sexe et exotisme : le virus tropical n'est-il pas un fruit étrange venu d'ailleurs? Sexe et voyages : les maîtres charters posent l'Europe à quelques centaines de dollars de New York. Sexe et guerre : les expulsés de Cuba, marguerites fleuries en Angola, auraient-ils rapporté dans le Nouveau-Monde leur sac militaire et le microbe qui tue? Sexe et misère humaine : où les faméliques Haïtiens, boat-people, dériveraient en retour la maladie à Miami. Sexe et prostitution masculine : activisme sexuel à grande échelle et toutes leurs consonances de frénésies insomniaques, de performances super à deux pas du productivisme social et des obsessions d'un monde surchauffé et inquiet.

Y aurait-il aussi du neuf pour la biologie et la médecine dans l'histoire du SIDA ? Certes, la biologie lui applique ses plus récentes connaissances : les rétrovirus et la cancérisation cellulaire. Certains médicaments déjà utilisés, les prochains pour demain, sont et seront ultramodernes. Les interférons, alpha et gamma, relèvent de la plus récente des technologies biologiques, les recombinants DNA [1]. La médecine, face au SIDA, s'essaie à une nouvelle épistémologie où s'entrecroisent toutes disciplines susceptibles de fournir une information positive.

Mais un virus est l'être biologique le plus archaïque qui soit. Une chute au montage ou démontage des acides nucléiques, aussi vieux que le monde du vivant. Et la médecine, passées les premières stupeurs devant ce nouvel affront microbien, n'en a-t-elle pas vu d'autres? Une autre maladie, jadis moderne, ressemblant au SIDA dans sa genèse tropicale, sexuelle, et son importation en Europe provenant du très Nouveau-Monde d'alors, est dans tous les manuels. Elle apparut au détour de l'acte de naissance des Temps Modernes de l'Occident : 1453, chute de Constantinople. Les Arabes, marchands et militaires, contrôlent à leur profit l'une des routes des Indes. Contourner par l'ouest ou le sud le glacis islamique, c'est *le* projet des nations occidentales qui ont acquis les moyens (cartographie et art de la navigation) de courir les mers lointaines.

1. Les interférons alpha ou gamma sont des protéines. Leur composition en acides aminés suit un ordre correspondant, acide par acide, à une séquence d'acide nucléique, dans le chromosome. Ces séquences d'information génétique ont été isolées à l'aide de ciseaux enzymatiques, sertis à leurs extrémités de signaux chimiques particuliers, empaquetés dans des « vecteurs » moléculaires, le tout inséré dans le génome de bactéries. Ces bactéries « recombinantes » vont exprimer la nouvelle information génique et produire la protéine humaine : l'interféron « recombinant ».

Des Indes de l'Ouest, découvertes par l'agité Christophe Colomb, reviendra un certain Tréponème [1] qui fera pâlir l'Europe et, en moins de cinq ans, contaminera la Chine [2]. Un mal alternativement français ou napolitain, selon que les mercenaires espagnols, porteurs et victimes, durant le siège de Naples (1495), étaient du côté de Charles VIII ou de Ferdinand II.

Une épidémie ressemble à une autre. On compte toujours les cas, on recense encore les morts. Les humains ont ce sens inouï de la gestion macabre. Atlanta, 1983, la distribution de pentamidine, antibiotique contre les pneumocystis, a doublé de six mois en six mois depuis 1981. Orvieto, 1480, l'épidémie de peste fait ses coupes noires dans la population. Le conseil de la ville a noté dans ses livres l'augmentation sensible des importations de cire en provenance du Levant. Celle dont on fait les bougies funéraires. Archaïsme et modernité, binôme antinomique, marque des épidémies.

Chacune des grandes distributions de microbes dans le monde occidental aura suivi les mouvements des voyageurs et des explorateurs. Le microbe vient d'ailleurs. Avec les bougies d'Orvieto débarquaient aussi les rats porteurs des puces et du microbe ravageur en provenance de Chine via l'Orient. La biologie explique cela, calmement, *a posteriori*. Ici, aujourd'hui, la longue chaîne de fraternité homosexuelle aura conduit le virus du SIDA des tropiques au reste du monde homosexuel occidental.

Le savoir - SIDA et la médecine en mutation

La médecine a été débordée par le SIDA comme elle a été dépassée régulièrement par chaque épidémie nouvelle.

1. Le « tréponème pâle » est l'agent de la syphilis.
2. En dépit de la fermeture de la route principale des Indes, la route de la sexualité internationale ne l'avait donc pas été.

Pour elle c'est d'ailleurs, et d'avant le SIDA, qu'était venu le sceau des Temps Modernes : de ses liens de plus en plus serrés avec la logique scientifique. De ce rapprochement, elle avait contracté l'obligation moderne[1] de se jauger elle-même. Lorsque vint le SIDA, ce regard en retour de la médecine sur elle-même va se doubler de ceux des caméras médiatiques et de l'oreille publique. S'il devait y avoir de la modernité dans l'air du SIDA, ce serait le savoir que la collectivité en a et en aura. Tout sur le SIDA, plus ce qu'on n'en sait pas. Fait de société, les pousse-au-plus-de-savoir télévisuels ou télématiques dépassent le cadre du SIDA. Pas une guerre que l'on s'abstiendrait de filmer aujourd'hui. Pas un camp de réfugiés sans images. Beyrouth, les Malouines, le Nicaragua. On se plaint de ne pas avoir assez d'Afghanistan en France! Les Américains avaient eu la Corée et le Vietnam, et ils n'auraient pas eu la Grenade? Protestations... A New York, le mystère SIDA est devenu boule de gomme mâchonnée devant la télé à quatre heures du matin, juste avant la météo de quatre heures treize. Tout le monde saura : « Adieu mystères, bonjour la peur. » La volonté de savoir, fille diabolique[2] du siècle des Lumières (mais ce n'était alors que des chandelles), éclate aujourd'hui en gerbes luminescentes sous les spots et dans les tubes cathodiques.

Le SIDA à l'américaine

Le film du SIDA est une production internationale à

1. La médecine n'a, en fait, depuis le XVIIIe siècle, jamais quitté la « Cène scientifique », mais elle prend en règle une génération de retard sur ce qu'il y a de plus « moderne ».

2. L'apprenti diable Méphisto devra apprendre de son maître que Faust-l'Etanche est perméable au « désir de savoir ». Père « severare, diabolicum ».

l'échelle des réseaux de diffusion médiatiques. Mais le script est américain et il porte les insignes culturels de ses origines. Dire et faire savoir, annoncer la maladie et la mort, prévenir le patient du geste médical qui suivra, obtenir son consentement éclairé, exposer et dire en exposant, l'Amérique du Nord possède ses traits culturels. La dramatisation qui résulte de cette relation à la parole et au voir – ce qui pour nous, Latins prudes et receleurs, prend parfois des allures de voyeurisme obscène – aura, dès le début, été la marque du SIDA à l'américaine. Jusqu'à ces défilés funéraires, candélabres à la main, organisés par les gays de New York pour mettre en scène et théâtraliser, au sens le plus humain, la violence et la mort qui se sont abattues sur eux. On ne saurait en rire. C'est leur culture. Leur rapport à la loi et à la mort. Il n'y a qu'à voir les masques que portent les enfants le jour d'Halloween [1] pour comprendre que la culture n'est pas sans frontières. Après tout, les films d'horreur les mieux « faits » ne sont-ils pas américains ou anglais ?

Nous avions en France une autre tradition. Ne rien dire, ne rien savoir, un père nous protège avec ses mystères. Avec le SIDA, nous avons également importé la mise en scène flamboyante (« Une épidémie se répand comme un feu de broussailles ! »)... et *américaine.* L'homosexualité gay a donné le *Gai Pied,* et nous nous mettons en France à parler et à dire ce qu'on nous avait dit de ne pas dire et ne pas voir. C'est la « modernité » culturelle pour tous, pas seulement pour la médecine.

1. Les enfants se déguisent en sorcières ou autres monstres terrifiants et vont de porte en porte réclamer sous peine de coups leur compte de friandises.

La médecine dérangée

La médecine aura été aspirée dans ce tourbillon qui brutalement l'expose et la trouble. On l'interroge, on lui demande des comptes, on l'interpelle à la Chambre des représentants et on menace ses têtes les plus en vue sur le front du SIDA dans des éditoriaux rédigés par des patients gays, de moins en moins patients. La médecine apprend à vivre cette nouveauté. Ses techniques « internes », propres à l'Institution, sa terminologie, ses concepts, tout cela peut désormais être exposé. Les médias ont surpris les médecins en train de se poser des questions face au SIDA. L'exportation des termes « Gay Related Immuno Deficiency » vers le grand public était, en réalité, une fuite. Cette désignation n'avait qu'un *caractère opérationnel,* condensant l'information selon laquelle 96 % des malades étaient homosexuels. Mais la force des connotations péjoratives ou mythiques que véhiculait ce GRID d'une part, le caractère parcellaire de l'observation fondant la désignation d'autre part, auraient dû tempérer le flegme sémantique de ses désignateurs. Sachant, comme ils le devaient, que l' « effet » GRID dépasserait les couloirs des assemblées « scientifiques ». Les médecins écrivent dans des journaux professionnels. Le corporatisme intrinsèque à la ségrégation technique est devenu dangereux. Car ce qui s'écrit là peut être lu par tous, rançon de l'éducation qui permet aux normalement lettrés de déchiffrer tous les messages. Surtout lorsqu'ils sont exprimés en langage commun. Déclarer, comme le fit un médecin responsable, que « la science ne peut exclure que des contacts sociaux ordinaires tels qu'ils se produisent dans les familles, puissent être à l'origine de la transmission de SIDA » n'a évidemment pas seulement des conséquences « scientifiques ».

La modernité, peut-être pas entièrement négative, de

ces fuites, hors les sphères des pairs, implique de nouvelles obligations pour les médecins, comme pour tous ceux et celles qui ont une responsabilité publique. Le temps des messes basses est en train de mourir. Richard Nixon lui-même, président des États-Unis, n'avait pas eu le droit de se les garder pour lui. Plus de mystères, plus de pères, mais non plus de « compairs ». La modernité avance...

A l'instar des militaires d'école, subitement confrontés à la guerre, la médecine aura traversé, avec le SIDA, un moment difficile. Paradigmes trop vastes ou totalement inutilisables, constructions conceptuelles fantasques ou illusoires, les médecins au front ont d'abord été, pour ainsi dire totalement, désarmés. Position inconfortable qui aura pu faire perdre leur sang-froid à quelques-uns, partant à l'offensive sur le « terrain du terrain ». Le SIDA serait une maladie intrinsèque au terrain homosexuel. Comment la soigner, sinon en extirpant l'homosexualité? Le terrain « maladif », cause première de morbidité, c'est un vieux débat, en médecine comme ailleurs, toujours prêt à renaître, sous une forme toujours plus élaborée. Le SIDA a été l'occasion pour certains nostalgiques de rejouer le wagnérisme génétique et de vérifier (!) que le comportement homosexuel était ou n'était pas sommairement hérité selon les lois de Mendel [1] (initialement appliquées aux petits pois et aux papillons)...

Sperme et sodomie, sang et sexe, cancer et sodomie... les métaphores d'Alien ont volé dans les têtes : « Le sperme, cheval de Troie », version sodomite de la Cinquième Colonne, celle qui vous mine des intérieurs. « Paralysie immunitaire » des homosexuels surchargés en fer (!), suite aux « micro-autotransfusions » que représenteraient les

1. La réponse est Non; ce n'est pas « simplement » génétique.

saignements sodomiques [1]. « Surcharge immunitaire », parabole microbienne des marathons forcenés, menaçant de déborder dans le SIDA.

Des anomalies immunitaires chez les homosexuels, surtout chez les « passifs », ont été régulièrement repérées. Ces anomalies ressemblent, au fond d'un tunnel sombre, à certaines des anomalies observées dans le SIDA. Lors, tout aurait été prévu dès la Bible. Les homosexuels ont les stigmates de la sodomie dans le sang immunitaire. Ces stigmates sont les premiers signes d'un SIDA qui s'annonce.

Un certain féminisme – pris à sa lettre – plaidait la fragilité masculine (« Une telle prédominance d'hommes atteints... »), et certains « scientifiques » cherchèrent une liaison génétique entre sexe homo et SIDA, résonance du concept de « maladie héréditaire liée au sexe [2] », jusque-là jamais appliqué à la sexualité...

Le piège homosexuel aura révélé la minceur de l'écorce scientifique censée protéger les parties les plus faibles du raisonnement médical. A la table de la science moderne, la médecine n'est encore assise que sur un tabouret. Elle en garde une mobilité opportune pour des changements d'assiette que l'exercice de son contrat temporel peut parfois requérir. En contrepartie, semble-t-il, la médecine s'expose à quelques chutes, nez dans le plat des mythes de ses contemporains. Dans cette position, les doctes en longue robe auront frôlé la pose diafoirusienne.

1. La transfusion de sang en petites quantités d'un sujet à un autre est associée à une meilleure tolérance des greffes. D'où l'hypothèse acceptée d'un effet immuno-suppresseur des minitransfusions.

2. Les maladies dites liées au sexe, comme l'est l'hémophilie, ne frappent que les garçons, jamais les filles.

En attendant la biologie

La machine scientifique et son bras, la biologie, sont des monstres futuristes, bardés de technologies, gonflés d'ordinateurs, de DNA recombinant... Virus, molécules, cellules, tout sera mis à plat. Mais quand ? L'ordinateur toussote, la molécule sursaute et la cellule meurt... Cinq ans, dix ans, c'est long. Le brontosaure biologico-scientifique, pour être efficace, doit traverser le champ des interrogations successives, selon ses propres règles et son propre *tempo,* où chaque étape de progrès est la source de l'interrogation suivante; les bénéfices médicaux « immédiats » sont toujours accidentels. La machine scientifique, tournant sur elle-même fait jaillir de splendides étincelles, stellaires ou terre à terre, à charge pour la médecine d'y repérer son dû. Mais comme elle ne peut s'offrir ce luxe du *temps* qui donne aux scientifiques des airs de dandy (les yeux bleus fixés sur la ligne de l'Histoire), la médecine fait usage de tout ce qu'elle peut mettre entre ses deux oreilles. La science est son soutien, la biologie sa canne, mais elle n'est pas à leur service. Avertie des lenteurs de la biologie progressive, elle doit se mettre au travail avec d'autres instruments, en attendant, mais sans attendre que le gros œuvre biologique débarque ses machines.

Ce que savent bien faire les médecins, c'est observer. Depuis les limbes de la discipline, ils ont appris à décrire et à associer. Dans l'engagement anti-SIDA, l'occasion leur est donnée d'aller sur le terrain des notes et des regards. Le prêt-à-porter des paradigmes de la recherche institutionnelle nécessite pour le moins de vastes recoupes pour convenir à la présente situation. Que donc ils se réajustent, mais que pendant ce temps, les médecins emploient leur « savoir-flair » à dénicher les faits. Les docteurs Colombo ont de quoi tricoter. Il y a dans le SIDA une place pour les « bric-à-braqueurs » d'anecdotes en patchwork. Posons nos stéthoscopes et nos tubes à essais trop lentement transformés, et partons enquêter. Le téléphone d'abord, instrument de recherche dérisoire mais moderne. Faisons circuler l'anecdote, l'information, les recoupements. Et que l'Institution les soutienne, comme le doit une armée à ses scouts.

TROISIÈME PARTIE

CLINIQUE DU SIDA

1. DESCRIPTION D'ENSEMBLE DE LA MALADIE

Le SIDA est une maladie infectieuse liée aux effets nocifs d'un virus sur le fonctionnement et la survie des cellules de l'immunité, les lymphocytes. De même que l'hépatite est une maladie qui résulte d'une infection des cellules du foie par certains virus à tropisme hépatique (virus « hépatotropes »), le SIDA serait le résultat d'infections à au moins un virus « lymphotrope ». Mais à la différence de l'hépatite à virus, qui connaît dans la grande majorité des cas une évolution spontanément favorable, le SIDA est une maladie grave parce qu'elle représente la forme évoluée de l'infection lymphocytaire par un virus donné. Les symptômes d'immuno-déficience n'apparaissent qu'à une phase avancée de l'infection, un stade où, sans doute, plus de 90 % des cellules impliquées sont invalides ou détruites.

Les lymphocytes sont, chez chacun d'entre nous, constamment occupés à empêcher la multiplication d'une flore microbienne, une longue série d'agents infectieux capables de parasiter des cellules d'organes très divers : cellules des poumons, cellules du tube digestif, cellules cérébrales, etc. Les lymphocytes de la catégorie T limitent normalement l'expansion immanente des germes présents chez la plupart d'entre nous. Mais ces microbes, libérés de la tutelle limitative des lymphocytes T, se multipliant, ils créent des infections dans divers organes. Ces infections secondaires font surgir des symptômes et l'ensemble des symptômes (syndrome) liés à ces infections secondaires constitue pour l'essentiel les signes du SIDA. Le paradoxe de la désignation SIDA (Syndrome d'Immuno-Déficience Acquise) est que cette dernière renvoie aux *conséquences* ultimes ou avancées d'une infection des cellules immunitaires, et non à cette infection elle-même.

Les symptômes de l'infection à l'agent du SIDA, infection donc première ou primaire, restent souvent discrets. Ils peuvent même manquer totalement et la maladie ne se révéler que par les signes des infections secondaires. Aujourd'hui, trois ou quatre ans d'expériences et d'observations ont appris aux médecins à cerner les symptômes correspondant à cette infection primaire dont on peut retrouver les manifestations dans l'histoire du malade avant que n'apparaissent les infections secondaires.

M. V. était un homme de 38 ans, artiste-styliste à New York, d'origine française; de constitution robuste, professionnellement actif et productif, il n'avait pas eu de problèmes de santé majeurs jusqu'en 1982. Homosexuel, et à l'occasion hétérosexuel, il avait certes contracté à plusieurs reprises des infections d'origine vénérienne, mais il avait guéri, comme c'est la règle, après les traitements appropriés (une syphilis en 1972, une autre en 1978; plusieurs épisodes d'infections à gonocoques – agents de l'urétrite aiguë, ou blennorragie, l'urètre étant ce canal qui dans le pénis véhicule l'urine et le sperme –; une infection intestinale double à amibes et à lamblia [1]). A partir de

1. Les amibes sont de petites cellules étrangères assez largement répandues en région tropicale, elles vivent en eau polluée et peuvent parasiter l'intestin humain. La contamination se fait habituellement par l'ingestion de produits alimentaires souillés ou à l'occasion de contacts oraux avec les sécrétions rectales d'un sujet porteur d'amibes...

1982, apparaissent un ensemble de symptômes suggérant une maladie progressive. Une fatigabilité que n'expliquent ni ses difficultés professionnelles, ni ses conflits affectifs. Fatigabilité physique accompagnée d'une vulnérabilité psychique et d'une tendance dépressive, ainsi que d'une diminution sensible de l'appétence sexuelle. Conjointement, et sans modification évidente de ses habitudes alimentaires, M. V. commence à perdre du poids. Cinq kilos en quelques mois, et à la fin 1982, près d'une dizaine. A cet ensemble s'ajoutent des épisodes de fièvre étalés sur quelques jours, celle-ci allant de 37,5 à 39 °C. Quelques mois plus tard, les épisodes fébriles auront pris des aspects plus spectaculaires avec des ascensions élevées à 40 °C. Dans ces moments la poussée de fièvre est précédée, pendant quelques minutes ou quelques heures, de tremblements et de frissons auxquels font suite, plus tard, des sueurs profuses accompagnées d'une défervescence comme c'est le cas de toute fièvre élevée chutant rapidement. Ces épisodes fébriles disparaissent spontanément au bout de quelques jours laissant un certain degré d'abattement et d'apathie. Cette maladie générale restera d'abord médicalement inexpliquée. Des diagnostics divers seront un à un envisagés puis récusés, dont, notamment, celui de cancer d'un organe profond, lequel aurait, en effet, pu provoquer des symptômes de ce type.

En décembre 1982, les signes se complètent. Une gêne persistante à déglutir fait découvrir une langue et une gorge recouvertes d'un épais enduit blanchâtre, ainsi que des taches de « muguet » parsemant la voûte du palais. Il s'agit à l'évidence d'une infection buccale et œsophagienne (le tube conduisant les aliments de la bouche vers l'estomac) à un microbe de la famille des champignons microscopiques : le candida albicans. Presque simultanément, M. V. ressent un essoufflement pour des efforts minimes :

monter les marches de son escalier, et une toux, surtout nocturne, fait son apparition. De la fièvre, aux alentours de 38 à 39 °C, réapparaît et, devant l'accentuation des signes respiratoires, M. V. sera hospitalisé. Les éléments du diagnostic vont alors s'accumuler. Les examens de sang montrent une diminution profonde du nombre des globules blancs et, particulièrement, de celui des lymphocytes. Une radiographie révèle des images compatibles avec une infection bilatérale et disséminée des deux poumons. On procède aussitôt à un examen plus direct de l'appareil respiratoire en y introduisant un tube mince en fibres de verre pourvu à son extrémité d'un système optique (fibroscope) et d'un système de va-et-vient permettant le lavage (avec un liquide stérile) et sa récolte. Le liquide de « lavage alvéolaire » pulmonaire examiné au microscope révèle, après colorations spéciales, la présence d'un autre microbe : le pneumocystis carinii. M. V. a le SIDA et les traitements antibiotiques contre le germe de la pneumonie et celui de l'infection buccale sont entrepris. En quelques semaines, ils seront efficaces. L'état général de M. V. va s'améliorer; il reprendra un ou deux kilos; la gêne respiratoire et la fausse « angine » disparaîtront, et il pourra retourner chez lui. Les anomalies des globules blancs du sang, elles, ne se corrigent pas. M. V. reste en état de déficience immunitaire, avec trop peu de lymphocytes dans le sang et une absence de réaction à l'injection intracutanée d'un extrait de candida albicans dont il était pourtant infecté. « Anergie » cutanée et « lymphopénie » (manque de lymphocytes) indiquent cet état de déficience, annonciateur d'infections nouvelles. De fait, la fièvre qui avait disparu pendant plusieurs mois à la suite du traitement réapparaît par épisodes irréguliers, sans être spectaculaire. La toux, intermittente, est peu gênante également, sinon parfois, la nuit. Une infection à virus herpès fait son apparition dans la région péri-anale et s'étend en quelques semaines malgré les soins locaux à l'ensemble de la région fessière et périnéale (entre la racine du sexe et la marge de l'anus). Cet herpès extensif, inconfortable, sera à l'origine d'une complication intercurrente : infection de la peau à staphylocoques, un microbe banal des téguments à l'origine des furoncles, et prenant avantage des plaies cutanées créées par l'herpès. De nouveaux traitements antibiotiques, spécifiquement actifs contre ces microbes, auront raison de ces infections. Dans le courant du mois de juillet 1983, M. V. peut à nouveau envisager un retour à son domicile. Mais des signes d'atteinte cérébrale aiguë viennent soudainement contrecarrer le répit escompté. Confusion mentale et obnubilation suivie d'une crise d'épilepsie généralisée indiquent l'émergence d'abcès multiples au cerveau. Une photographie externe réalisée à l'aide d'un appareil complexe, le tomodensitomètre, certifie cette hypothèse. On transporte d'urgence M. V. dans un service de neurochirurgie pour opération. Le diagnostic d'infection disséminée à toxoplasme pourra y être établi mais en dépit d'un traitement antibiotique adapté, M. V. ne survivra pas.

Cette observation illustre le processus maladif qui conduit au SIDA. La première partie de la maladie est en rapport avec l'infection au virus du SIDA : la fièvre intermittente et l'amaigrissement en sont les symptômes. La deuxième partie est celle des infections dites secondaires, à la fois dans le temps et dans leurs causes. Elles font suite à l'affaissement progressif de l'immunité, sous le coup de l'infection des cellules immunitaires par le virus du SIDA.

La fausse angine est le signe d'une infection au candida albicans, micro-organisme répandu, mais qui n'apparaît pas sous cet aspect extensif et envahissant, à moins d'anomalies immunitaires prononcées. La deuxième infection secondaire aura été une infection pulmonaire à pneumocystis carinii, dont les symptômes sont l'essoufflement, la toux et la fièvre élevée. L'herpès invalidant la région anale et péri-anale est lié à la multiplication d'un virus lui aussi répandu, responsable d'infections localisées des organes génitaux externes chez les hommes et les femmes « normales », en l'absence de toute déficience de l'immunité. L'exubérance de l'infection herpétique signait chez M. V. cet état immunitaire caractéristique du SIDA, soit la déficience immunitaire ou immuno-déficience. M. V. aura succombé à un quatrième parasite, le toxoplasme. Le plus souvent, l'infection au toxoplasme reste latente chez la majorité des individus. Chez M. V. elle aura pris la forme d'une infection disséminée du tissu cérébral. L'ensemble de ces germes, assurément banals, endogènes [1], sont dits germes « opportunistes », car ils « profitent » de la déficience immunitaire pour se multiplier et créer des lésions jamais observées chez les sujets dont l'immuno-performance est normale.

Les examens de sang montraient des anomalies compatibles avec le diagnostic de SIDA, déjà établi par la conjonction des symptômes précédents : diminution du nombre des lymphocytes circulant dans le sang, anergie cutanée à la candidine, un extrait de la levure candida albicans dont il était infecté. En revanche, les infections intestinales à parasites « tropicaux » comme les amibes, maladies tropicales bénignes observées sous nos climats, ne sont en rien indicatives d'un SIDA. Pas plus que les infections vénériennes dont M. V. avait été incommodé.

1. Endogène : littéralement « né de l'intérieur ». Les microbes endogènes sont présents chez tous et toutes, mais en nombre limité.

Infections au candida albicans, au pneumocystis carinii, au virus herpès et au toxoplasme, et leurs symptômes, tels sont chez M. V. les signes de l'immuno-déficience acquise apparus plusieurs mois après les symptômes de l'infection au virus du SIDA.

Reprenons l'exemple de l'infection au virus B de l'hépatite. Le virus B « vit » dans le tube digestif (bouche, rectum), les cellules du foie (hépatocytes), et circule dans le sang d'un sujet infecté. Il se transmet à un autre sujet lors de contacts intimes (contamination buccale ou rectale par les sécrétions intimes), ou, moins souvent, lors d'une transfusion de sang contaminé. Dans une première phase, le virus reste « latent » : il se multiplie lentement et sans dommages perceptibles pour le porteur, dans les cellules du foie notamment. Au terme de quelques semaines ou plusieurs mois (de six à dix-huit mois), les premiers symptômes de l'hépatite peuvent faire leur apparition : c'est la jaunisse. Parallèlement, le virus sollicite d'autres éléments de l'organisme, et notamment les cellules immunitaires : fièvre, éruption de « boutons » (comme un urticaire), fatigue générale, courbatures, etc. Ces symptômes n'apparaissent pas nécessairement chez tous les porteurs de virus B. Au contraire, le plus grand nombre n'en éprouvera qu'un malaise passager ou ne s'en apercevra même pas. Puis le virus sera neutralisé par les défenses immunitaires normales et éliminé de l'organisme de façon définitive. Cependant, chez un petit nombre d'individus le virus B va persister et être dans quelques cas à l'origine de perturbations graves du fonctionnement des cellules hépatiques pouvant conduire à un état de déficience hépatique. La déficience hépatique est source de symptômes : fatigue, troubles mentaux, saignements, etc. L'ensemble de ces symptômes aurait pu conduire à la dénomination d'un Syndrome d'Hépato-Déficience Acquise (SHDA [1]). En appliquant ce modèle au SIDA, on peut dire que le Syndrome d'Immuno-Déficience Acquise est l'ensemble des symptômes qui résultent de perturbations graves du fonctionnement des cellules (lymphocytes) de l'immunité; le SIDA est la conséquence tardive d'une infection à un virus qui altère peu à peu le fonctionnement des cellules T de l'immunité. Avant de conduire à ce stade, l'infection des cellules T par le virus du SIDA peut se traduire par un certain nombre de symptômes.

1. Le « SHDA » aurait pour corollaire mieux connu certaines cirrhoses graves; la cirrhose est, en effet, l'une des expressions fâcheuses d'une infection au virus B. Cirrhoses « imméritées », liées au virus, et non, comme le sous-entend le qualificatif moralisateur, à un « vice », largement pourvoyeur, il est vrai, de cirrhoses : l'alcoolisme.

2. LES SYMPTÔMES PRÉCOCES DE L'INFECTION

Avant la phase SIDA proprement dite, aucun des symptômes que peuvent présenter ou ressentir les sujets infectés par le virus du SIDA n'est propre à cette infection. *Il n'y a pas de signes individuellement spécifiques de la maladie à la phase précoce.* Aucun, sauf la maladie de Kaposi.

LES SYMPTÔMES NON SPÉCIFIQUES

Ils sont au nombre de six : fièvre et sueurs nocturnes; fatigue générale et perte de la libido; diarrhée; amaigrissement; ganglions superficiels et lésions cutanées banales.

Fièvre et sueurs nocturnes. Il s'agit de périodes fébriles à température peu élevée (inférieure à 39°C) s'étalant sur plusieurs jours, puis disparaissant spontanément pour réapparaître, de façon imprévisible, quelques semaines ou quelques mois plus tard. Fièvre peu spectaculaire donc, capricieuse, évoluant par ondes espacées. Les sueurs, par bouffées, accompagnent ces états fébriles, le plus souvent la nuit, mouillant le linge et les draps. Ces deux symptômes sont communs à de nombreuses infections ou affections. Beaucoup d'entre nous ont ou auront des épisodes de « grippes », une ou plusieurs fois par an. Seule la répétition trop fréquente de tels épisodes ou leur durée inhabituelle, au-delà de trois semaines, peut être l'indice d'une infection persistante compatible mais non synonyme d'une infection au virus du SIDA.

Fatigue générale et perte de la libido. Il s'agit d'une fatigabilité inhabituelle, non explicable par des événements de circonstance. Fatigue physique et psychique, évoluant par périodes irrégulières. La perte de l'appétit sexuel est souvent notée par les malades. Mais qui n'a pas ressenti de tels symptômes, à l'occasion de conflits affectifs, de difficultés professionnelles ou « existentielles ». De plus, de nombreuses affections chroniques ou récidivantes, endocriniennes, « métaboliques », immunologiques, etc., peuvent donner lieu à des signes de même type. La persistance ou l'inconfort durablement ressenti de ces symptômes conduiront à consulter un médecin.

Diarrhée. Chacun connaît la définition subjective d'une diarrhée dont les signes objectifs sont la liquidité des selles et leur fréquence, plusieurs fois par jour, et quelquefois une dizaine de fois par jour. Les causes, là encore, peuvent en être multiples : de la simple « grippe » intestinale aux lésions organiques de l'intestin; si souvent « sans cause », la diarrhée peut être liée à des perturbations émotionnelles ou alimentaires, un voyage, sans parler des parasites et de bien d'autres affections, généralement bénignes. La diarrhée inaugurale de l'infection au virus du SIDA, pour autant qu'elle y soit directement liée, reste dans nos régions modeste et transitoire. Il n'en est pas de même en zone tropicale.

Amaigrissement. La perte de poids porte sur plusieurs kilos, représentant jusqu'à 15 % du poids du corps avant la maladie et même plus (10 kg pour un adulte de 70 kg par exemple). Cette émaciation porte essentiellement sur les tissus musculaires et pourrait rendre compte, en partie, de la fatigabilité physique. L'amaigrissement est progressif, par exemple 5 kg en quelques mois, et n'est pas lié à une modification patente de l'alimentation. Mais l'évaluation des causes d'un amaigrissement peut être subjective. Par ailleurs, de même que la fièvre et la fatigue ne sont pas spécifiques de l'infection au virus du SIDA, de nombreuses infections ou affections durables peuvent être à l'origine d'un amaigrissement marqué. Cependant, de telles pertes de poids, lorsqu'elles sont réellement involontaires, doivent conduire à consulter.

Fièvre, fatigabilité, diarrhée, amaigrissement ne sont donc aucunement spécifiques du « SIDA débutant ». Mais leur association chez un même sujet de façon durable ou répétée est cependant l'indice d'une maladie en évolution. Ces symptômes généraux et digestifs peuvent s'associer entre eux. Ou bien encore s'associer à deux ordres de symptômes non spécifiques : les ganglions superficiels et certaines lésions cutanées.

Les ganglions superficiels. Les « glandes » (ganglions) superficielles se trouvent dans les régions intestinales (les aines), le creux des aisselles et la région du cou : derrière la tête à la base du crâne, de chaque côté du cou et dans les « salières » (creux sus-claviculaires). Ils sont habituellement impalpables. Chez une minorité de sujets infectés par le virus du SIDA (entre 20 et 50 %) des « adénopathies » (gonflement des ganglions) peuvent se développer. Ces gonflements restent modérés et touchent deux régions ganglionnaires (par exemple cou et aisselles ou cou et aines) ou les trois. Dans chaque région apparaissent un ou plusieurs ganglions hypertrophiés d'une taille supérieure à un centimètre de diamètre. Ces adénopathies surviennent lentement, en plusieurs semaines, presque subrepticement, ou plus rapidement, dans un tableau de fièvre d'allure grippale. Elles vont persister durant des semaines, des mois, voire plusieurs années, avec des phases de gonflement plus marqué, douloureuses, sensibles, alternant avec des périodes d'affaissement relatif. Ces adénopathies ne sont pas, tant s'en faut, la marque assurée d'un SIDA « à venir », mais il est vrai que l'infection au virus du SIDA, au même titre que d'autres agents infectieux, semble effectivement donner lieu à ces gonflements ganglionnaires chroniques et durables. La conjonction des ganglions superficiels et de lésions de la peau aux signes précédents renforcera la suspicion d'infection au virus du SIDA.

Les lésions cutanées banales. Toute une série d'anomalies mineures du revêtement cutané peut apparaître en relation, directe ou indirecte, avec l'infection au virus du SIDA. Prises isolément sans autres symptômes associés chez un sujet donné, elles n'ont pratiquement aucune chance d'être liées au SIDA et à son virus. En revanche, observées chez un sujet présentant deux ou trois des cinq symptômes précoces non spécifiques précédemment envisagés, ces lésions, effectivement banales à l'ordinaire, peuvent étayer une *suspicion* d'infection au virus du SIDA : lésions de grattage, ressemblant tantôt à de l'urticaire, tantôt à des piqûres d'insecte (prurigo); sécheresse de la peau des avant-bras et des jambes; irritation de la peau du visage (dermite séborrhéique); infections cutanées banales de type acné surinfectée (pyodermites); « zonas » (lésions en forme de petites cloques, suivies de la formation de croûtes, siégeant dans une région cutanée correspondant à un ou plusieurs territoires de nerfs superficiels). Ces zonas évoluent en temps et en étendue comme les zonas classiques observés en dehors du SIDA et de son virus.

L'ensemble de ces signes, lorsqu'ils sont associés chez un même sujet, suggère une infection au virus du SIDA.

LA MALADIE DE KAPOSI

C'est assurément une manifestation précoce de l'infection au virus du SIDA. La maladie de Kaposi est d'abord une affection cutanée. Elle consiste en plaques ou en petits nodules (petites boules superficielles) saillant à peine sur la peau et de couleur foncée, violacée. Les lésions sont, en règle, multiples : plus de 4 ou 5, dispersées sur le corps (tronc, membres et parfois même face), apparaissant, en règle, sans douleur et sans gêne autre qu'esthétique ou psychologique. Les taches ou plaques violacées peuvent se trouver sur les muqueuses digestives : sur le palais, dans la bouche, dans l'intestin (où l'on peut les observer directement au fibroscope) et sur la paroi du rectum. La maladie de Kaposi peut atteindre d'autres organes, par exemple les poumons, le cœur, le foie, mais plus souvent les ganglions.

Découvrir une lésion de type Kaposi sur la peau, est-ce assurément le signe d'une infection au virus du SIDA? Non. La maladie de Kaposi était connue bien avant que n'existe le SIDA dans nos régions. Elle s'observe, maladie exceptionnelle d'ailleurs, chez des sujets plutôt âgés, d'ascendance méditerranéenne – Italiens, Grecs, Juifs, Arméniens, Turcs. Le Kaposi lié à une infection au virus du SIDA est différent de ce Kaposi classique. Les lésions cutanées, muqueuses et ganglionnaires, y sont multiples et disséminées alors que les Kaposis méditerranéens sont plutôt uniques ou localisés; le Kaposi lié au virus du SIDA a une allure souvent extensive avec de nouvelles lésions apparaissant à d'autres endroits du corps, ou s'agrandissant sur place en plaques plus larges, alors que le Kaposi classique est « tranquille ». Mais ces indications ne suffisent pas à s'assurer de la nature SIDA ou non-SIDA de *lésions kaposiennes en petit nombre.* Cela dit, une maladie de Kaposi à lésions disséminées est une forme indiscutable d'infection au virus du SIDA [1]. Les deux observations suivantes soulignent ces deux aspects différents d'une maladie au nom unique, Kaposi, équivoque quant à sa position vis-à-vis de l'infection du virus du SIDA.

Observation n° 1.

M. V., 32 ans, bisexuel, français, sans passé médical bien marquant (3 blennorragies), voit survenir sur son visage des petites taches violacées au cours du deuxième trimestre de l'année 1981 ; des lésions analogues se retrouvent sur le palais, les amygdales, le pharynx, et le fibroscope en découvre de similaires sur l'intestin. L'une des lésions cutanées est prélevée sous anesthésie locale pour examen au microscope (examen histologique). Maladie de Kaposi, répondra l'histologiste. Diagnostic final : Kaposi disséminé, suspicion d'infection au virus du SIDA. La suite de la maladie va confirmer cette probabilité. Un traitement classique anti-Kaposi n'empêchera pas l'apparition de nouveaux nodules kaposiens sur le visage, le thorax, les membres au cours des premiers mois de l'année 1982, où surgissent, en outre, une infection de la bouche à candida, un herpès buccal et péri-anal, associées à une grande perte de poids (12 kg en six mois). En juin 1982, l'état s'altère, une fièvre élevée apparaît en liaison avec une pneumonie

1. Chez des sujets ne recevant aucune médication susceptible de diminuer l'immuno-performance.

bilatérale à virus herpès entraînant le décès malgré le traitement.

Observation n° 2.

M. P., 36 ans, bisexuel, sans antécédents médicaux remarquables, consulte en décembre 1981 pour des petits nodules violacés légèrement sensibles apparus sous la plante des deux pieds depuis quelques semaines. Un de ces nodules, prélevé, montre au microscope un aspect typique de maladie de Kaposi. L'inspection de la muqueuse digestive par vision directe endoscopique n'indique pas de lésion. Diagnostic final : Kaposi localisé sans autres anomalies. Les lésions, comme il est classique, sont irradiées et disparaissent pour l'essentiel. Depuis 24 mois, M. P. se porte bien, avec de temps à autre, l'apparition d'un nodule sur l'un ou l'autre des pieds, que l'on enlève au prix d'une microscopique intervention chirurgicale. Il n'y a pas dans sa famille d'ascendance méditerranéenne et il ne s'est jamais rendu ni en Afrique ni en Amérique. M. P. a tous les signes d'un Kaposi classique et il n'y a chez lui aucune raison objective d'envisager une infection au virus du SIDA. L'homosexualité de M. P. ne fait pas le SIDA.

ÉVOLUTION DE LA MALADIE

Spécifiques comme les lésions de Kaposi disséminées, ou non spécifiques comme la fièvre, les épisodes diarrhéiques, les poussées fébriles, la perte de poids, les ganglions, tous ces symptômes apparaissent relativement tôt dans l'histoire de la maladie qui résulte de l'infection au virus du SIDA. L'évolution vers le SIDA est-elle inéluctable ? Et dans quels délais ?

Sur le premier point, avant même qu'on ait su déceler la

présence du virus, des cas analogues nous avaient enseigné que des symptômes comme une diarrhée intermittente, de la fièvre, associée à des ganglions superficiels, pouvaient disparaître spontanément sans que nous puissions vraiment dire s'il s'agissait d'une infection *guérie* au virus du SIDA. L'évolution de pré-SIDA à SIDA est capricieuse comme peut le laisser supposer la lenteur du processus de destruction immunitaire par le virus. De plus, on observe des périodes de rémission spontanée, sinon de guérison : diminution de volume des ganglions hypertrophiés, reprise de poids de quelques kilos, disparition parfois très prolongée de la fièvre et de la diarrhée. Le passage au SIDA confirmé peut se faire plusieurs mois ou plusieurs années plus tard, parfois plus tôt, cela reste difficilement prévisible, nous n'avons pas encore les moyens de faire pour chacun des prédictions. Sur ce point, il en sera de l'infection au virus du SIDA ce qu'il en est d'autres maladies à virus persistant. Déceler le virus n'est pas établir la gravité ou la bénignité ultime de l'infection. Il faut regrouper d'autres indices, les confronter à l'histoire naturelle de l'infection chez un grand nombre de malades. Ces recoupements « en longueur » sont en cours. Mais aujourd'hui encore, seule l'observation renouvelée permet au médecin d'informer individuellement son patient de l'évolution de sa maladie en s'aidant au besoin de tests biologiques.

3. LES SYMPTÔMES TARDIFS DE L'INFECTION

LES INFECTIONS SECONDAIRES

Dans un délai imprévisible, de quelques mois à deux ou trois ans, un *certain nombre* de malades évoluent vers un état d'immuno-déficience grave dont l'estampille sans équivoque apparaît sous forme d'infections secondaires graves. Les symptômes en sont aussi variés que les infections elles-mêmes. Ils dépendent essentiellement de la localisation des microbes dans tel ou tel organe particulier. De surcroît, les infections s'associent ou se succèdent chez un même malade. La description de tous les symptômes du SIDA avéré occuperait l'équivalent d'un dictionnaire des maladies infectieuses. Dans la forme avancée de la maladie, au stade d'immuno-déficience, les germes impliqués sont tous ou presque des microbes endogènes, parasites latents et en petit nombre dans un organisme normal. On a pu remarquer également des germes de l'environnement, variables selon les régions du monde où séjourne le malade au moment où se développe le SIDA. Le tableau ci-dessous compile la liste des germes retrouvés et les maladies principales qui en ont résulté.

GERMES	SYNDROMES
Bactéries	
– mycobactéries hominis avium intracellulaire	tuberculoses disséminées ou atypiques
– salmonelles typhi murium Dublin	septicémies, abcès cérébral, infections intestinales
– légionella	pneumonie
Protozoaires	
– pneumocystis carinii	pneumonies diffuses
– cryptosporidium	infections intestinales (diarrhées chroniques)
– isospora belli	infections intestinales
– toxoplasma	abcès cérébraux disséminés
– leishmania donovani	infections de la rate et de la moelle osseuse
Levures	
– candida albicans	infections bucco-œsophagiennes
– cryptococcus neoformans	méningites, infections disséminées
– histoplasma capsulatum	infections disséminées (peau, ganglions, moelle osseuse, poumons)
– nocardia astéroïdes	abcès cérébral, infections pulmonaires
– aspergillus fumigatus	infections pulmonaires
Virus	
– virus cytomégalique	pneumonie chronique, rétinite, insuffisance de la moelle osseuse
– herpès simplex I	Kaposi
– herpès simplex II	ulcérations nécrosantes – péribuccales – périgénitales
– varicelle-zona	zonas prolongés et/ou extensifs
– Epstein-Barr	lymphome de Burkitt[1]
– papovavirus	encéphalite progressive, verrues superficielles

Liste non limitative des germes à l'origine d'infections secondaires chez des malades atteints du SIDA.

1. Voir p. 185, le chapitre : Comprendre les symptômes de la maladie.

QUELLE ÉVOLUTION ?

Le temps des infections secondaires marque un tournant dans l'histoire naturelle de la maladie chez un sujet donné. L'immuno-déficience profonde annoncée par ces infections implique la perte des systèmes de défense et par là même la possibilité de récidives des infections à tel puis tel germes. Mais il reste une part d'inconnues, quant au *degré* réel de l'immuno-déficience. Par ailleurs, des observations anecdotiques, mais indéniables, montrent, qu'après une première ou deuxième infection, certains malades connaissent des phases de répit prolongé. Ces « rémissions » surviennent inopinément et sont de durée imprévisible. Ces faits doivent inciter les malades et les médecins à une combativité jamais désarmée face aux infections secondaires. D'autant que des progrès peuvent être faits dans ce domaine, profitant d'une meilleure connaissance de la maladie, d'une utilisation plus sophistiquée des médicaments antibiotiques existants.

4. LES TESTS ET EXAMENS INDIQUANT UNE INFECTION AU VIRUS DU SIDA

Deux séries de tests existent ou existeront prochainement. Ceux qui permettront de détecter si un sujet donné, sain ou malade, est *porteur* du virus et ceux qui diront si l'infection au virus du SIDA entraîne des *perturbations* des performances immunitaires et tenteront d'en apprécier le degré. Deux ordres de tests qui apporteront des renseignements différents mais rigoureusement complémentaires et indispensables, avec leurs limites respectives. En effet, lorsqu'on pourra affirmer d'un individu qu'il est porteur du virus on n'aura rien encore précisé de la gravité des conséquences de l'infection. Or, la seule question que se poserait alors le sujet ainsi stigmatisé serait : est-ce grave, cela le deviendra-t-il ? L'infection au virus du SIDA entraînera-t-elle une immuno-déficience, modeste, grave ou très grave ? Les tests évaluant le degré d'immuno-déficience, *avant* que des infections secondaires à germes opportunistes viennent indiquer les ravages immunitaires qu'aura accomplis le virus, sont et resteront essentiels. (Une maladie rénale est grave lorsqu'elle détruit plus de 95 % de la fonction des reins : insuffisance rénale. L'infection au virus du SIDA est grave lorsqu'elle détruit plus de 95 % de la fonction des lymphocytes T4 : insuffisance immunitaire ou immuno-déficience.)

D'autres tests montrent que le virus du SIDA « sollicite » le système immunitaire avant de l'« écraser ». Ces tests n'ont pas d'utilité pratique pour les malades. Pas encore. Mais on peut prévoir qu'ils donneront demain des informations importantes, au même titre que, demain, *tous* les indices de « souffrance » du système immunitaire.

LES TESTS DIRECTS

Jusqu'à ce que l'identité du virus du SIDA soit universellement établie, ces tests ne sont pas disponibles au public. A ce jour, seul le HTLV remplit (huit sur neuf) les conditions requises pour prétendre déjà à l'investiture. Pour le mettre en évidence, deux méthodes sont utilisées. La cytoculture d'abord, ou à partir de prélèvements de sang, de ganglions ou de moelle osseuse, on cherche à optimiser les conditions de culture favorables à sa multiplication pour ensuite pouvoir le photographier en microscopie électronique, l'identifier par structure chimique, ou encore, de façon plus sophistiquée, par la séquence de ses acides nucléiques. Cette première méthode est la plus directe puisqu'elle conduit à démontrer que le virus est présent. L'autre système, techniquement beaucoup plus simple, utilise des virus HTLV *déjà* produits, contre lesquels le sujet malade pourrait avoir développé des anticorps que l'on cherche à mettre en évidence à partir d'un prélèvement de sang. Les résultats indiquent que le virus HTLV est présent chez de nombreux malades. Il est évident que sans modifier les possibilités thérapeutiques immédiates, cette information apporte pour le diagnostic des éléments supplémentaires. L'exemple des infections à virus hépatique (virus A, virus B, virus non-A non-B) est là pour souligner l'aide considérable qu'apporte aux médecins l'identification d'un virus et la possibilité d'en démontrer la présence chez un sujet donné. Au-delà de cet enthousiasme justifié, gardons à l'esprit la *limite médicale* des tests directs d'infection : la présence du virus du SIDA chez un sujet ne donne pas d'indication sur la gravité de la maladie.

De plus, la lourdeur technologique (des systèmes des cytocultures) et l'insensibilité relative (de la recherche des anticorps anti-HTLV) des tests marquant la présence du virus du SIDA impliquent une autre conclusion importante. Ces examens biologiques ne permettent pas *aujourd'hui* d'affirmer l'*absence* de ce virus chez un sujet qui aurait tel ou tel symptôme, comme fièvre et amaigrissement, ganglions et diarrhée. Les résultats négatifs que donnent les tests signifient soit que le test est en défaut (tests insuffisamment sensibles) soit que le sujet n'a pas d'infection à ce virus. Par conséquent, nous n'avons pas encore de test direct décisif pour toutes les situations. Les tests indirects utilisables aujourd'hui gardent et garderont leur intérêt.

LES TESTS INDIRECTS

On peut examiner au microscope un fragment de tissu prélevé sous anesthésie locale : ganglion hypertrophié ou lésion de Kaposi. La biopsie (examen microscopique d'un spécimen biologique, « bio-opsis ») donne des indices indirects, mais utiles, d'une infection au virus du SIDA.

Biopsie d'une lésion de Kaposi

Les taches, les nodules violacés ont cet aspect parce qu'ils reproduisent des images déformées de petits vaisseaux sanguins. Les cellules, qui, normalement, construisent et délimitent la paroi d'un vaisseau (cellules endothéliales), se sont multipliées localement; avec elles, les fibroblastes, autre type de cellules qui entourent les petits vaisseaux, ont aussi proliféré. Cette prolifération double, en proportions relatives variables d'un cas à l'autre, donne un aspect dit de « sarcome » – tumeurs constituées de cellules fibroblastiques. Mais cette *analogie optique* entre Kaposi et sarcome, si elle a donné lieu à la désignation sarcome de Kaposi, n'est qu'une *image.* La maladie de Kaposi a peu d'éléments communs avec un « vrai » sarcome, tumeur rapidement proliférative, tumeur à haute malignité donnant lieu à la dissémination de métastases dans les os, les poumons, le foie, et ce, dans des délais extrêmement rapides. Le sarcome de Kaposi est, dans la majorité des cas, différent; ses lésions disséminées, fréquentes dans le SIDA, ne sont pas des métastases au sens propre. Cette différence sémantique recouvre la réalité biologique suivante : les cellules endothéliales et fibroblastiques du Kaposi sont moins rapidement prolifératives que les cellules d'un sarcome. Une nuance qui n'en est plus une si l'on compare les temps de survie nettement plus favorables aux Kaposis. Et dans l'ensemble des SIDA, la mortalité est plus faible chez les malades dont le premier signe aura été le Kaposi par rapport à ceux dont une infection à germes opportunistes aura été le symptôme de départ.

Mais la lésion de Kaposi est-elle la marque d'une infection au virus du SIDA ? Oui, sans doute, lorsque les lésions sont disséminées sur la peau, chez un sujet jeune, et qu'il existe de profondes perturbations lymphocytaires ou, *a fortiori,* une ou plusieurs infections secondaires. Non, si les lésions sont en nombre réduit, localisées et isolées, sans anomalies lymphocytaires.

Biopsie d'un ganglion lymphatique

L'infection au virus du SIDA est l'une des infections

virales capables de susciter l'apparition de gonflements ganglionnaires (adénopathie). Les gonflements sont la traduction palpable des effets de ces virus sur les cellules lymphocytaires. Les virus les sollicitent vivement et, ce faisant, déclenchent leur multiplication. Le nombre de lymphocytes augmente dans le ganglion qui s'hypertrophie : adénopathie palpable.

Au stade précoce de l'infection au virus du SIDA, lorsqu'il existe des ganglions palpables (ce qui n'est le cas que dans environ 30 à 50 % des cas), la biopsie du ganglion montre des cellules (lymphocytes, macrophages) en plus grand nombre. Toutes les classes de lymphocytes circulant dans le sang sont représentées dans le ganglion dans des proportions grossièrement comparables. Dans ces ganglions comme dans le sang, les lymphocytes T8 [1] prédominent sur les T4 sous l'effet stimulant des virus qui « engagent » les cellules T8 de préférence aux cellules T4. Ces indications non spécifiques ne permettent pas en elles-mêmes d'impliquer le virus du SIDA. Quelques nuances permettraient d'attirer cependant l'attention : l'intensité de la stimulation lymphocytaire elle-même, le développement plus marqué des petits vaisseaux et de leurs cellules constitutives, les cellules endothéliales.

Au-delà de ces finesses, trois anomalies peuvent marquer plus distinctement, mais toujours indirectement, la trace du virus du SIDA : des lésions de Kaposi, une prolifération exubérante des lymphocytes de classe B, ou un ratatinement partiel de certaines zones du ganglion.

Kaposi dans le ganglion. En l'absence même de lésions visibles sur la peau, le ganglion biopsié peut présenter des lésions de Kaposi avec la prolifération double de cellules endothéliales et fibroblastiques. De même que les lésions

1. *Cf.* p. 179

de Kaposi disséminées dans la peau représentent chez un sujet jeune la marque indirecte d'une infection probable au virus du SIDA, des lésions de ce type dans un ganglion hypertrophié ont une signification identique.

Prolifération exubérante des lymphocytes de classe B[1]. Un nombre restreint de patients atteints du SIDA ont dans leurs ganglions un aspect de ce type.

Ratatinement partiel du ganglion dans certaines zones. L'infection au virus du SIDA conduit, dans la plus mauvaise éventualité, à la diminution ultime des lymphocytes T4 du sang. Cette évolution peut trouver sa contrepartie au niveau d'un ganglion encore hypertophié. Dans ce cas, on peut apercevoir à la biopsie des plages d' « atrophie » dans les régions où habituellement se logent et s'accumulent les lymphocytes T4. Ces aspects témoignent d'une évolution déjà avancée dans l'histoire de l'infection au virus du SIDA. Ils annoncent pour les semaines ou mois à venir le stade proprement SIDA de l'infection au virus, avec la menace d'infections secondaires à germes opportunistes. Ainsi des prélèvements de tissus peuvent aider le médecin à désigner indirectement l'infection au virus du SIDA et à en apprécier, parfois, les effets d'immuno-déficience.

LES TESTS ÉVALUANT LE DEGRÉ DE L'IMMUNO-DÉFICIENCE

Les tests cutanés.

Chez M. V., l'introduction de candidine sous la peau n'induisait pas la réaction attendue chez un sujet présen-

1. Les cellules lymphocytaires sont dans le sang et les ganglions à concurrence de 1/5e à 2/5e de la classe B, le reste étant de la classe T.

tant une infection à candida. Cette anergie, absence de réaction, était l'indication d'une profonde altération des lymphocytes T.

Signification de tests cutanés en général. Les tests cutanés consistent à introduire par piqûres très fines et très superficielles des micro-quantités de substances extraites de microbes endogènes ou ubiquitaires. Il s'agit d'extraits de microbes comme le bacille tuberculeux (tuberculine), le candida albicans (candidine), les streptocoques, les bacilles du tétanos, etc.

L'organisme entretient, chez la plupart d'entre nous, une collection de cellules immunitaires, un « pool » de lymphocytes sensibles à chacun de ces extraits. Confrontés à ces substances les lymphocytes sont sollicités. Ils « réagissent » à ces antigènes. On a donc introduit artificiellement par piqûre ou cuti l'un ou l'autre ou plusieurs de ces antigènes bactériens dans la peau. Les lymphocytes sensibles, qui circulent continuellement entre le sang et la lymphe, percolent au travers des tissus vers le lieu de l'injection. Ils « reconnaissent » les substances introduites et « réagissent » à leur contact. Ils se multiplient en un plus grand nombre et, parallèlement, libèrent dans leur micro-environnement des substances solubles, les « lymphokines ». Ces substances chimiques naturelles sont des hormones à court rayon d'action. Elles agissent sur d'autres cellules proches (notamment des macrophages) qu'elles attirent sur place, là où les lymphocytes et la substance bactérienne se sont rencontrés.

La petite induration rouge foncé qui apparaît nettement (entre 24 et 48 heures) après la cuti ou l'intradermo, traduit, de façon visible et palpable, l'ensemble de ces mouvements cellulaires : afflux local de lymphocytes « sécréteurs » et de leurs auxiliaires, les macrophages. Pour se développer selon ce scénario, la réaction cutanée implique

que les lymphocytes sensibles sont capables, tout à la fois, de percoler au travers des tissus vers la peau, de s'y trouver en *nombre* suffisant et d'y exécuter leur *fonction* sécrétoire. Pour accomplir cette dernière fonction, il faut que les cellules soient *intrinsèquement* valides et qu'elles ne soient pas *empêchées* d'agir.

L'absence de réaction, anergie cutanée, chez M. V. indiquait une profonde altération des lymphocytes T par le virus du SIDA. Chez lui, comme chez la plupart de ceux et celles dont l'infection est parvenue au stade de SIDA, les lymphocytes de la catégorie T4 sont *rares et invalides.* Cela revient-il à dire que des réactions cutanées abolies signent dans tous les cas un état de profonde déficience des performances et du nombre des cellules T4 ? Assurément non. En fait, l'anergie cutanée s'observe souvent dès la phase précoce de l'infection au virus du SIDA, alors que celui-ci n'a pas encore entraîné de défaillance grave des cellules T4. De la même façon, une anergie de ce type s'observe dans des infections virales bénignes comme la rougeole ou les oreillons. L'anergie cutanée fait partie des signes de nombreuses infections à virus. L'infection au virus du SIDA partage ce signe avec elles. De fait, les virus suscitent, dans ces cas, la production de *facteurs d'interférences* qui modifient la capacité des cellules T4 à exercer leurs fonctions.

L'anergie cutanée peut donc aussi bien être le *signe* d'une infection à certains virus (et notamment à celui du SIDA) sans qu'il y ait cette déficience immunitaire profonde que *seul* inflige le virus du SIDA. L'anergie cutanée est un test global. L'interprétation de ces résultats, on le voit, est ambiguë.

La numération des lymphocytes du sang

Une prise de sang est suffisante pour faire le compte du

nombre des lymphocytes circulants. Au stade de SIDA, ce nombre est franchement diminué (inférieur à 1 000 par microlitre de sang).

La « formule lymphocytaire » (les nombres absolus et relatifs des lymphocytes T4 et T8)

Dans l'ensemble de la classe des lymphocytes T du sang, il existe deux sous-groupes inégaux, le groupe des T4 et celui des T8, dans la proportion moyenne de 2 T4 pour 1 T8, mais avec d'assez grandes variations physiologiques de ces proportions. L'infection au virus du SIDA aboutit à terme à une diminution profonde du nombre absolu des lymphocytes T4. Cette constatation est cependant *tardive* dans l'évolution. A un stade plus précoce d'infection, le nombre des lymphocytes T4 circulant dans le sang n'est pas diminué mais le nombre des lymphocytes T8 peut être augmenté. Cette anomalie immunologique n'est pas spécifique de l'infection au virus du SIDA. Comme l'anergie cutanée, elle est induite par de nombreux virus, lesquels ont la propriété de solliciter les cellules T8 de « préférence » aux cellules T4. L'augmentation du nombre des T8 au regard des T4 est authentiquement à l'origine de la baisse du rapport T4/T8. Comme pour l'anergie cutanée, la baisse de ce rapport (normalement de 2 ± 1, ici de 0,5 à 1) n'est donc pas nécessairement la signature d'une déficience immunitaire profonde, bien qu'au stade ultime ce rapport soit modifié en baisse, du fait de la chute spectaculaire du nombre des cellules T4.

L'évaluation des fonctions lymphocytaires en cytoculture

De nombreux systèmes permettent d'interroger *in vitro* les performances des lymphocytes du sang prélevés en quantités suffisantes et séparés des autres éléments du sang : fonction de multiplication des cellules stimulées, fonction de sécrétion, fonction cytotoxique [1]. Ces fonctions dépendent, entre autres, du nombre et de la qualité des cellules T4. Elles sont, dans l'ensemble, diminuées au stade de SIDA. Le coût technologique de ces investigations n'est pas, le plus souvent, justifié par la quantité d'informations qu'elles apportent en plus de celles que fournissent les examens précédents et les éléments cliniques. Leurs valeurs informatives pourraient être affinées dans un avenir proche, de façon à permettre l'extériorisation d'anomalies à un stade moins caricatural.

Sur ce point, de nombreux tests indiquent ou suggèrent que dans la phase précoce de l'infection, les cellules immunitaires et les macrophages sont fortement « sollicités » et « réactifs » avant de montrer, au stade du SIDA, l'effondrement immunitaire. Bien qu'ils n'aient pas fait aujourd'hui la preuve de leur intérêt diagnostique, ou même pour la plupart de leur intérêt prédictif, ils nous instruisent des modifications immunologiques que suscite le virus du SIDA. Au titre des recherches et des investigations futures, ils valent d'être présentés et commentés.

Autres indices de sollicitations immunologiques.

Les signes d'augmentation de l'activité des lymphocytes. Les lymphocytes de classe B représentent l'autre classe de cellules immunitaires qui comprend les cellules T et les cellules B. Leur fonction est de sécréter des substances chimiques dites « immunoglobulines » (les anticorps classiques). Souvent, les malades ont, de fait, un taux élevé de ces substances dans le sang. Et leurs lymphocytes B, mis en culture, ont une propension inhabituelle à se multiplier.

1. Certaines cellules lymphocytaires expriment une activité toxique contre d'autres cellules qui leur sont « offertes » comme cible.

Le rapport avec l'infection au virus du SIDA n'est pas immédiat. Le virus du SIDA infecte en principe les cellules T et non les cellules B. Les cellules B et la production d'anticorps sont *relativement* « épargnées » dans l'histoire du SIDA, y compris à la phase d'effondrement immunitaire qui touche massivement les T4. Mais un lien physiologique existe entre B et T4. Les T4 sécrètent des *lymphokines*[1] lorsqu'elles sont stimulées. Parmi ces lymphokines, on connaît des *facteurs stimulant la croissance des cellules B.* L'hyperactivisme des cellules B dans le SIDA précoce pourrait alors refléter un état d'activité accentuée des lymphocytes T4. Et puisque les anomalies des cellules B persistent jusque dans le SIDA évolué, on devra supposer que malgré l'effondrement des cellules T à ce stade, quelques cellules T au moins continuent à produire des facteurs stimulant la croissance des cellules B. Un paradoxe que peuvent contribuer à soutenir d'autres anomalies qui pointent dans la même direction, l'hypersécrétion des lymphocytes T4 dans le SIDA.

Présence dans le sang des malades d'interférons en quantité élevée. Cette anomalie est particulièrement marquée à la phase précoce. Les interférons alpha sont des substances naturelles produites principalement par des cellules macrophages (ce ne sont pas des lymphocytes), en réponse à l'infection virale. La sécrétion d'interférons alpha serait potentialisée par l' « activation » des mêmes macrophages sous l'effet de certaines lymphokines, sécrétées, rappelons-le, par les lymphocytes T4.

Présence dans le sang des malades de bêta-2-microglobuline en quantité élevée. C'est une protéine largement répandue à la surface de toute cellule dans l'organisme. Elle est

1. Substances chimiques naturelles, sécrétées par les T4. Ce sont des hormones à court rayon d'action.

produite et « relarguée » dans l'environnement de la cellule en quantité accrue lorsque les cellules ont été en contact avec des quantités accrues d'interférons.

Présence dans les urines des malades de néoptérine libre en quantité élevée. La néoptérine est un composé chimique naturel produit par les macrophages sous l'effet de stimulations directes (virus dans la cellule) ou indirectes, surtout lorsque les macrophages ont été « activés » dans leurs fonctions par imbibition de lymphokines « activatrices ».

Ces anomalies ne sont pas en elles-mêmes rigoureusement spécifiques de l'infection au virus du SIDA. Présentes, surtout, à la phase précoce de l'infection au virus du SIDA, elles ont au moins un élément de cohérence : l'activité sécrétrice des cellules T4. De nombreuses infections virales, sans tropisme particulier pour les cellules immunitaires, ont pourtant des effets de stimulation comparables, voire identiques, à ceux que nous venons de décrire : interférons alpha dans le sang, excrétion de néoptérine libre, stimulation des lymphocytes de classe B. En effet, de nombreux virus, comme le virus de la rubéole, le virus de la mononucléose infectieuse et bien d'autres encore, « engagent » le fonctionnement des T4 [1]. Ces virus représentent des éléments étrangers à l'organisme et les lymphocytes T4 sont normalement stimulés lorsque leur sont « présentées » des substances étrangères.

Dans l'infection au virus du SIDA, les mêmes effets biologiques pourraient relever des mêmes causes immunologiques : des cellules T4 sont infectées par le virus du SIDA ; le virus parasite expose ses constituants « étran-

1. L'« engagement » des T4 est cependant moins marqué que celui des T8, à en juger par leur multiplication plus marquée que celle des T4.

gers » à la surface des cellules T4 infectées. D'autres cellules T4, non infectées, repèrent ces structures étrangères, comme le font des T4 anticytomégaliques, antirubéole, etc. Il doit donc exister des T4 antivirus du SIDA, repérant le virus en surface d'autres cellules T4 infectées par le virus. Cette stimulation serait conforme à la biologie immunitaire. Les cellules T4, cellules immunitaires, ne font que réagir à ce qu'elles « voient » d'étrange, de l' « extérieur ». Les substances sécrétées (les lymphokines) seraient, dans cette optique, le témoin de cet engagement immunitaire physiologique. Mais une autre hypothèse plus séduisante se propose. Elle intègre ce que nous savons déjà du virus du SIDA (il infecte les T4) à un fait nouveau : *la persistance des « signes d'infection virale » non spécifique* est particulière au SIDA.

Interférons alpha, bêta-2-microglobuline, stimulation des cellules B : ces signes, compatibles avec un engagement des cellules T4, se prolongent dans le SIDA alors qu'ils disparaissent dans les autres infections.

Cette notion de temps suggère que, contrairement à ces autres virus, le virus du SIDA infecte *durablement* l'organisme qui, dans ces cas au moins, ne s'en défait pas. L'infection paraît durable et active, au sens où elle entretient longuement ces signes de *sollicitations immunologiques.* Peut-on penser que les signes biologiques d'engagement des T4 témoignent d'une stimulation prolongée de T4 réagissant contre d'autres T4 infectés par le virus? Sans doute, mais puisque le virus parasite « de l'intérieur » au moins un certain nombre de T4, pourquoi ne pas envisager que le parasite viral modifie *de l'intérieur* les fonctions sécrétrices des cellules T4? Aussi longtemps qu'il y aurait un nombre suffisant de ces cellules T4 modifiées « de l'intérieur » verrait-on les anomalies biologiques persister?

Or, le virus du SIDA a bien des traits du HTLV ou de son cousin variant. Un rétrovirus capable de s'intégrer au noyau, dans les acides nucléiques de cellules T4. Une famille de virus dont on sait qu'ils « transforment » des cellules T4 en cellules cancéreuses, peut-être en faisant massivement produire à la cellule des substances naturelles sécrétées dans un contexte normal, en faible quantité. Dès lors, nous pourrions supposer que le rétrovirus du SIDA « transforme » un *petit nombre* des cellules T4 en *cellules sécrétives.*

La persistance des signes biologiques d'engagement immunitaire traduirait, non pas une stimulation « extérieure » aux T4, mais des modifications « intérieures » propres à des cellules « transformées ». Cette hypothèse aura, en outre, le mérite d'expliquer pourquoi ces anomalies « sécrétives » semblent persister au stade avancé de l'infection au virus du SIDA. Un stade où, justement, il ne restera que peu de cellules T4 valides susceptibles de réagir physiologiquement à la présence de microbes étrangers. Avec cette hypothèse, nous n'aurons qu'à inventer un « avantage » sélectif de survie des cellules T4 infectées et « transformées » pour justifier de leur persistance à une phase où la grande majorité des cellules T4 non infectées sont mortes ou étouffées.

5. COMPRENDRE LES SYMPTÔMES DE LA MALADIE

FIÈVRE, FATIGUE, AMAIGRISSEMENT, GANGLIONS

Ces symptômes semblent être la conséquence des sollicitations qu'exerce le virus du SIDA sur le système immunitaire. Les ganglions sont gros et palpables parce qu'ils contiennent davantage de cellules, en réaction à la stimulation par l'infection virale. Les cellules stimulées, des globules blancs que l'on trouve aussi dans le sang (monocytes-macrophages, lymphocytes), se multiplient et sécrètent dans l'organisme des substances « naturelles » en plus grande quantité : parmi celles-ci, les endopyrogènes et les interférons alpha.

Les endopyrogènes

Ce sont des substances chimiques dont on connaît précisément l'origine et la composition. Elles dérèglent le centre cérébral, véritable thermostat, chargé de nous maintenir autour de 37 °C. Sous leur action, la fièvre apparaît autour de 38° à 39 °C, comme dans nombre d'infections microbiennes ou certains cancers. Ces substances participent aussi à la fonte musculaire. Elles augmentent la dégradation par les cellules musculaires de leur capital en protéines; elles diminuent parallèlement leur capacité à « reconstruire du muscle », en limitant leur multiplication (effet catabolique). L'amaigrissement dû au SIDA pourrait être relié à cet effet *catabolique* des endopyrogènes sur les muscles.

Les interférons alpha

Ces substances naturelles sont produites par des cellules macrophages dont le parent globule blanc du sang est le *monocyte*[1]. Les interférons entraînent des états de fatigue générale, physique autant que psychique, parfois d'une rare intensité. C'est ce qu'indiquent certains malades, en dehors du SIDA, qui ont reçu un traitement d'interférons à doses élevées. La composante psychique s'accompagne quelquefois d'un état dépressif, réversible à l'arrêt du traitement. L'explication chimique de ce symptôme psychique pourrait être la suivante : l'interféron alpha a une parenté de structure avec une autre substance naturelle sécrétée par les cellules cérébrales, l'endorphine bêta. Les endorphines représentent le pendant naturel et endogène (endo-rphine) de la morphine et d'autres dérivés de l'opium. Les endorphines ont des effets sur la douleur et certaines conséquences psychiques bien différents de ceux de la morphine. La sensation de fatigue générale et la tendance parfois dépressive des sujets infectés par le virus du SIDA à sa phase initiale pourraient être liées à la production endogène d'interférons alpha à effets pseudo- ou para-endorphiniques. Ces symptômes non spécifiques traduisent la « réaction » immunitaire à l'infection au virus du SIDA. Mais, s'ils sont gênants, ils expriment aussi une forme de « résistance » à l'agent infectieux. Les cellules immunitaires stimulées pourraient lutter contre le

1. Les globules blancs du sang sont constitués, entre autres, de lymphocytes et de monocytes.

virus lui-même ou ses effets dommageables sur les cellules T. En effet, on constate que seul un petit nombre de gens ayant des ganglions palpables ont une évolution défavorable. Comme si la réaction de l'organisme, bruyante puisqu'elle entraîne des symptômes, parvenait à limiter l'infection virale ou à empêcher les effets les plus nocifs (invalidation des cellules T4).

Ces symptômes sont communs à divers états impliquant la participation du système lymphatique. Certaines infections tuberculeuses, certaines maladies comme la maladie de Hodgkin[1] et d'autres « affections lymphatiques », sans rapport avec l'infection au virus du SIDA, partagent avec elle des signes communs : amaigrissement, fatigue, fièvre, sueurs nocturnes et, éventuellement, ganglions. Ces maladies impliquent le système lymphatique et comportent, aussi, une production accrue de substances naturelles sécrétées par les cellules immunitaires. Il ne faut donc pas considérer ces signes comme les marques d'une infection au virus du SIDA, mais comme ceux d'une infection ou affection peut-être « lymphatique » qu'il faudra identifier.

LA MALADIE DE KAPOSI

Le Kaposi est-il un cancer ?

Cette question est alourdie d'une série de sous-entendus étant donné la valeur émotionnelle et phantasmatique de la désignation « cancer ». On peut donner au moins deux définitions opérationnelles d'un cancer. *La définition de la biologie cellulaire :* un assemblage de cellules de tel ou tel

1. Affection pseudo-cancéreuse touchant certaines cellules du système lymphatique.

type provenant de tel ou tel organe, ayant initialement subi un ou deux événements génétiques, tels que la cellule est transformée; elle se multiplie de préférence aux autres et donne lieu à des tumeurs par accumulation de cellules proliférantes. *La définition clinique et pronostique :* tumeurs capables dans le plus mauvais cas de croître rapidement, de donner des métastases dans divers organes, susceptibles d'entraîner la mort dans des délais relativement brefs.

Le Kaposi du SIDA n'entre de plain-pied dans aucune de ces catégories. Les cellules qui prolifèrent dans la maladie de Kaposi ne sont pas transformées comme le seraient des cellules de leucémie par exemple; il a été jusqu'ici difficile d'obtenir des cellules de Kaposi qui se perpétueraient en culture de façon continue, comme le font des cellules transformées. La croissance locale des tumeurs kaposiennes est souvent lente et modeste. Rarement on aura vu des tumeurs excroissantes déformant un membre. Le préjudice qu'entraîne le Kaposi n'est souvent que d'ordre esthétique lorsque des lésions multiples atteignent les parties visibles du corps et singulièrement la face. Cette éventualité est finalement peu fréquente.

La dissémination des lésions cutanées, si elle fait bien partie de la définition du Kaposi-SIDA, n'est pas faite de métastases, mais plutôt d'une « dissémination d'emblée » des lésions. Cette « généralisation initiale » du Kaposi n'indique pas que la maladie est « dépassée », contrairement à ce que la dissémination implique dans ces cancers d'organes comme le poumon, le pancréas ou les testicules. Cette différence tient au fait que le Kaposi ne saurait être comparé à un cancer d'organe. Quant au pronostic, les statistiques remontant au « début » de l'épidémie du SIDA témoignent du caractère relativement favorable du Kaposi comparé à l'évolution plus souvent et plus rapidement fatale des SIDA avec infections à germes opportunistes. La gravité du Kaposi-SIDA tient d'abord au degré de l'immuno-déficience qui lui est, éventuellement, associée. Les lésions de Kaposi sans immuno-déficience marquée bénéficient d'un pronostic plus favorable.

Au regard des deux définitions du cancer que nous avons données, nous serions plutôt enclins à répondre : non, le Kaposi n'est pas « vraiment » un cancer.

Le Kaposi est-il une maladie des homosexuels?

Les données épidémiologiques sont claires. Dans l'ensemble des cas de SIDA, les Kaposis cutanés ou ganglionnaires sont dix à quinze fois plus fréquents chez les homosexuels, ceux-ci étant comparés aux hétérosexuels masculins atteints du SIDA. Sur l'ensemble des Kaposis-SIDA, plus de 90 % concernent des homosexuels, alors que les homosexuels ne représentent aujourd'hui que 70 % des cas de SIDA. Pourquoi une telle association statistiquement indiscutable? Sans entrer dans l'argument de la susceptibilité générale des hommes[1] et comparant seulement des hommes homosexuels et hétérosexuels, la prévalence Kaposi chez les homosexuels demeure. Y aurait-il un lien biologique entre l'homosexualité et les lésions de Kaposi? Une, au moins, se propose : les infections persistantes ou répétées au virus cytomégalique.

Le kaposi et les infections cytomégaliques :

De nombreux travaux des années soixante-dix avaient montré une association entre maladies de Kaposi classi-

1. Le Kaposi « classique », non-SIDA, est nettement plus fréquent chez les hommes que chez les femmes.

ques (non-SIDA) et infection à CMV. Le Kaposi est constitué, en partie, on l'a vu, de cellules endothéliales, celles qui bordent les petits vaisseaux sanguins. Or, le CMV se loge dans ces cellules. Et ce virus a été retrouvé dans des lésions de Kaposi, à partir de cellules endothéliales cultivées *in vitro.* Le Kaposi paraît ainsi lié à l'infection des cellules endothéliales par le cytomégalovirus. L'infection, au lieu de conduire à sa destruction, entraîne la multiplication de la cellule parasitée. Inversement, la multiplication de la cellule endothéliale est favorable à celle du CMV [1].

Il se trouve que les homosexuels excrètent dans le sperme des quantités de virus cytomégaliques. La constatation objective en a été faite dans diverses villes des États-Unis, New York et San Francisco en particulier. « Susceptibilité » particulière des homosexuels à l'infection à CMV ? Sans doute pas. Un sujet donné se trouve être réinfecté chaque fois que du virus exogène est déposé sur la muqueuse (buccale ou rectale); le sujet, à son tour, infecte son ou ses partenaires. Dualité inhérente à l'activité homosexuelle masculine, les sécrétions contaminantes (le sperme) sont tour à tour données et reçues. Entre l'homosexualité masculine et l'infection des cellules endothéliales par le virus cytomégalique, il n'y aurait donc qu'une simple logique de microbes.

Entre le Kaposi (infection des cellules endothéliales par le CMV) et le SIDA (infection des cellules T4 par un autre virus) quel est donc en définitive le rapport ? L'explication classique était simple. Le Kaposi est fréquent dans le SIDA parce que le SIDA est par définition un état de déficience immunitaire. Le Kaposi était la marque d'une déficience des cellules T. Pourquoi ? Parce que ceux qui

1. *Cf.* p. 76.

reçoivent des médicaments immuno-suppresseurs – car ils ont un rein greffé par exemple – peuvent voir survenir une maladie de Kaposi; les médicaments immuno-suppresseurs utilisés perturbent en effet les fonctions des cellules T. Ainsi comprise, l'immuno-déficience, volontairement réalisée, libère les CMV endogènes de la tutelle qu'exercent sur eux les cellules T. Leur nombre augmente, la quantité de virus pour une cellule endothéliale donnée aussi, et des « événements » de transformation ou de prolifération endothéliale ont plus de « chances » statistiques de survenir.

Mais... quatre points restent à noter : 1. Les rapprochements entre deux situations d'immuno-déficience analogues ne font la démonstration de leur identité. Les immuno-suppresseurs ont sur le système immunitaire des effets différents du virus du SIDA. 2. Les Méditerranéens qui ont un Kaposi « classique » n'ont pour la plupart aucun signe objectif d'une quelconque immuno-déficience T. 3. Si l'immuno-déficience T était le seul facteur déterminant d'apparition du Kaposi, on devrait observer davantage de Kaposis chez les malades du SIDA à la phase d'immuno-déficience évoluée. Or, si un certain nombre de Kaposis apparaissent tardivement dans l'histoire de l'infection au virus du SIDA, la plupart des Kaposis de la *peau* apparaissent au début, stade où l'immuno-déficience est modérée. 4. Pour ces raisons, il paraît de moins en moins plausible que le Kaposi soit simplement la traduction d'une immuno-déficience. Une autre explication propose une liaison positive entre cellules endothéliales infectées et cellules T4 présentes et actives.

Nouvelles hypothèses pour les Kaposis

Les cellules T4 « transformées » par le virus du SIDA

sont « anormales ». Pas inactives. Au contraire, elles seraient incitées (de l'intérieur), à produire des lymphokines en quantité anormale. Parmi ces substances se trouvent, *normalement,* un ou des facteurs *favorisant la croissance et la multiplication des cellules endothéliales.* Dans l'organisme, ces facteurs peuvent induire la formation de nouveaux petits vaisseaux (de nouvelles cellules endothéliales). Ce qui est déjà proche d'une lésion de Kaposi. La croissance des cellules endothéliales est, en retour, favorable à la croissance et la multiplication du virus cytomégalique. En culture cellulaire, les cellules endothéliales produisent davantage de virus CMV, si elles se reproduisent elles aussi. On retrouve ainsi les conditions qui favorisent la multiplication et la transformation de la cellule endothéliale par le virus. La conjonction des cinq événements (virus du SIDA + T4 + CMV + cellules endothéliales et facteurs de croissance sécrétés par les T4) conduirait à « Kaposi ».

Prévalence du Kaposi chez les homosexuels : les T4 anti-CMV en action

Avant l'infection au virus du SIDA, certains homosexuels auront développé nombre de cellules immunitaires anti-CMV, à cause des stimulations que représente chaque fois le CMV réintroduit. Parmi les cellules immunitaires, il y aura un certain nombre de cellules T4 anti-CMV. Survient l'infection au virus du SIDA. C'est un rétrovirus, et comme tous les rétrovirus, il « profite » des divisions et multiplications de la cellule-cible : les T4 anti-CMV, stimulées de l'extérieur par ce qu'elles voient d' « étranger », deviendraient une cible idéale pour l'infection au deuxième virus. Les T4 anti-CMV seraient « préférentiellement » infectées et transformées par le virus du SIDA. Ces T4 « sidatisées » restent anti-CMV : elles s'ancrent, par leur surface, à l'ensemble CMV-cellules endothéliales : les structures du CMV se montrent à leur surface et des cellules T4 anti-CMV s'y attachent : T4 sécrétrices de facteur de croissance endothélial au contact des cellules sensibles = Kaposi.

Kaposi et constitution génétique

Tous les homosexuels, ayant des infections fréquentes ou périodiques à CMV, n'ont pas le Kaposi même lorsqu'ils ont le SIDA. 30 % seulement d'entre les sujets touchés par le SIDA en sont atteints. Pourquoi ? Parce que pour développer un grand nombre de cellules T4 anti-CMV, il faut être de constitution particulière. Les structures du CMV doivent être correctement présentées aux cellules T4 pour les stimuler au mieux. Les molécules qui participent à cette présentation du CMV sont, par héritage génétique, propres à un certain nombre d'individus dans la population : la molécule Dr-5. Parmi les malades ayant un Kaposi, de type classique ou de type SIDA, on trouve deux fois plus d'individus Dr-5 que dans l'ensemble, homosexuels et hétérosexuels confondus. Ainsi, la conjonction non de cinq mais de six éléments pourrait rendre compte de la plus grande fréquence du Kaposi chez certains homosexuels atteints du SIDA : virus du SIDA + T4 + CMV + Dr-5 + cellules endothéliales et leurs facteurs de croissance.

Les Kaposis des immuno-suppresseurs médicamenteux

Les médications responsables, si elles perturbent profondément les cellules T, touchent peu à la fonction des cellules T4, mais bien plus à celle des cellules T8. Les T8 sont impliquées, plus directement que les T4, dans le contrôle des velléités prolifératives du virus cytomégalique. La libération du frein anti-CMV sous l'effet de ces médicaments augmente la quantité de structures virales à la surface des cellules endothéliales. Le nombre de cellules T4 anti-CMV augmente en retour et la quantité de facteurs de croissance augmenterait, elle, parallèlement = Kaposi. *Les Kaposis classiques* ne seraient qu'une variante géographique du schéma précédent. L'infection à CMV serait plus fréquente dans certaines régions du monde, la Méditerranée en particulier.

Le Kaposi n'est pas nécessairement signe d'immuno-déficience grave

Le modèle ne rend pas nécessaire une immuno-déficience globale pour que surviennent des lésions de Kaposi. Pour la plupart, les Kaposis disséminés des SIDA observés récemment au Zaïre n'ont pas d'infections secondaires associées. Inversement, les SIDA avec infections secondaires n'ont pas, le plus souvent, de lésions de Kaposi, sauf à la phase terminale. Cette répartition en deux groupes, SIDA avec Kaposi initial, SIDA avec infections secondaires, suggère l'hypothèse suivante : deux sous-types de cellules T4 à fonctions différentes sont, potentiellement, la cible du virus du SIDA, le variant HTLV. L'infection de l'un des types de T4 entraînerait plutôt un Kaposi sans immuno-déficience marquée, l'infection de l'autre type de cellule T4, une immuno-déficience progressive et fatale. Au milieu de ces deux « extrêmes », le virus du SIDA toucherait simultanément chez un même sujet les deux types de cellules. La rareté relative de cette forme « mélangée » au Zaïre, comparée à sa fréquence dans les SIDA des homosexuels occidentaux, pourrait refléter l'intervention d'autres virus, comme, peut-être, le CMV, plus fréquent chez les homosexuels.

LES INFECTIONS SECONDAIRES À GERMES OPPORTUNISTES

Des microbes se multiplient abondamment chez les malades dont l'immuno-déficience est « majeure » ou lorsque le nombre et le fonctionnement des cellules T4 sont réduits dans une proportion estimée de 90 % environ. Ces microbes ne sont pas « n'importe lesquels ». Il est faux de dire que ces malades attrapent n'importe quoi. Ce sont tous des parasites dits « intracellulaires » parce qu'ils vivent mieux à l'intérieur des cellules qu'à l'extérieur, dans le sang ou les tissus.

LES LYMPHOCYTES T4, PRÉDATEURS DES MICROBES INTRACELLULAIRES ?

Les lymphocytes T4 n'ont pas l'équipement chimique nécessaire pour tuer les microbes. D'ailleurs, ces parasites ne s'intéressent pas à eux, mais à d'autres cellules (macrophages par exemple).

Par leurs sécrétions, les T4 aideront les cellules infectées à mieux résister. L'exemple des macrophages est démonstratif : l'un des facteurs normalement produit par les T4 stimulées est l'*interféron gamma.* Ce facteur « active » efficacement les macrophages dans leur fonction *bactéricide.* En même temps, il *interfère* avec la multiplication de certains virus parasites de cellules diverses. Cette molécule est devenue rare chez les malades au stade de SIDA et les germes profitent de cette *carence.*

L'infection apparaît comme symptôme (infection pulmonaire, infection digestive) lorsque la masse microbienne est telle que les produits sécrétés par eux ou par les cellules infectées deviennent gênants (toux, essoufflement, diarrhée). La fièvre n'est pas différente selon qu'elle est due à une infection secondaire ou à celle du virus du SIDA.

Mais des températures à 40 °C avec frissons ne sont pas caractéristiques du virus.

Les produits d'origine microbienne peuvent avoir aussi des effets immuno-suppresseurs et contribuer à accentuer l'immuno-déficience. C'est le cas d'une levure qui peut donner lieu à une infection secondaire chez certains malades et qui produit une substance : la *cyclosporine.* Cette dernière bloque plusieurs fonctions lymphocytaires essentielles.

Les infections secondaires sont donc indirectement liées à la défaillance des T4 qui ne peuvent plus « fournir » suffisamment de matériaux biologiques soutenant habituellement toutes sortes de cellules face aux microbes à écologie intracellulaire.

COMMENT S'Y PREND LE VIRUS POUR « TUER » LES T4 ?

Un virus du SIDA, cousin du HTLV, pénètre dans une cellule T4. C'est un rétrovirus et, comme tel, il utilise ses informations nucléiques propres et le matériel cellulaire dont il a besoin pour se recopier en acide nucléique et s'intégrer dans les chromosomes de la cellule parasitée. Il devient « pro-virus » et peut modifier le programme génétique de la cellule, perturber, « transformer » son fonctionnement habituel. Nous avons établi l'hypothèse selon laquelle l'un de ces effets serait d'inciter les T4 « transformées » à sécréter copieusement des lymphokines. Un paradoxe, dirait-on, puisque c'est de carence en lymphokines que meurent indirectement les malades. Notre hypothèse « sécrétive » permet de supposer que l'un de ces facteurs serait lui-même « toxique » pour les cellules de la lignée T4 : facteur accélérant leur vieillissement ? (des facteurs de maturation sont effectivement sécrétés par les cellules T4 normales); facteur bloquant au contraire la régénération normale et continuelle de nouvelles cellules

T4 (?). Il suffirait d'un *petit nombre* de cellules *sidatisées* par le virus pour annihiler l'ensemble, et le paradoxe soulevé plus haut serait ainsi résolu.

LES TUMEURS MALIGNES COMPLIQUANT LE SIDA

Chez un petit nombre de malades (moins d'une vingtaine aux États-Unis) des lymphomes malins sont survenus. Il s'agit de tumeurs cancéreuses dont la cellule originelle appartient à la famille lymphocytaire. Ces tumeurs rares sont, pour la plupart, associées à une infection à un autre virus que celui du SIDA, le virus de la mononucléose infectieuse[1]. Des lymphomes du type observé chez les malades du SIDA sont fréquents en Chine continentale mais surtout en Afrique. Un chirurgien anglais, le Dr Burkitt, en avait fait la description et le relevé géographique. Les lymphomes de Burkitt sont nombreux au Zaïre et, généralement, dans les régions humides d'Afrique équatoriale, là où le virus d'Epstein et Barr est endémique, transmis aux enfants tôt dans leur vie. L'immuno-déficience acquise, par infection au virus du SIDA ou par traitement délibérément immuno-suppresseur administré pour diminuer les rejets de greffe par exemple, reproduit des circonstances favorables à la multiplication mal contrôlée de ce virus d'Epstein et Barr. On compte davantage de lymphomes de ce type chez ces malades. Il y a donc une liaison entre l'infection au virus d'Epstein et Barr et ces lymphomes. Le virus d'Epstein et

1. Le virus d'Epstein et Barr est très répandu dans le monde entier y compris en Europe où 80 % de la population adulte est porteuse. Il est rarement à l'origine d'une maladie perceptible (mononucléose infectieuse); l'infection à virus d'Epstein et Barr reste chez la plupart d'entre nous *latente* mais *définitivement* persistante.

Barr a justement la propriété d'infecter les lymphocytes B dont il entraîne la « transformation » maligne en cytoculture. Chez les malades infectés par le virus du SIDA, l'activité des lymphocytes B est longuement et durablement « entretenue ». Cette hyperactivité est peut-être satellite de celle des T4 sécrétant un facteur de croissance des cellules B. Nous aurions ici un « modèle » de cancérisation en deux étapes : l'une *interne* à la cellule B et liée au virus d'Epstein et Barr, l'autre *externe* à la cellule et liée aux lymphokines stimulantes sécrétées par les T4.

LES SYMPTÔMES INEXPLIQUÉS

La diarrhée initiale : si elle n'est pas toujours constatée, tant s'en faut, paraît relativement fréquente en Haïti et en Afrique. Nous ne saurions rien en dire sinon qu'elle n'est pas durable, et qu'elle n'est pas liée au *site* de l'inoculation virale initiale.

Les lésions cutanées non spécifiques : elles sont particulièrement fréquentes (plus de 50 % des cas) en Haïti et notées dans tous les pays. Nous n'avons aucune indication quant à leur signification. Un fait vaut cependant d'être mentionné : le virus HTLV a dans sa composition une partie de conformation identique à celle d'un constituant cellulaire. Ce constituant se trouve dans certaines cellules de la peau. Des anticorps « antivirus » reconnaissant ces structures analogues pourraient se ficher dans la peau et y déclencher les phénomènes observés.

L'intolérance aux sulfamides : près de 60 % des malades ayant reçu une combinaison pharmaceutique de sulfamide et d'antibiotique ont subi des réactions de fièvre, d'éruption ou de chute des globules blancs. La fréquence de ces réactions d'intolérance exclut une coïncidence.

6. INFECTIONS ET ANOMALIES IMMUNOLOGIQUES OBSERVÉES CHEZ LES HOMOSEXUELS

LES INFECTIONS INTESTINALES « TROPICALES »

M. V., avant de présenter les premiers symptômes d'infection au virus du SIDA, avait reçu un traitement contre les amibes retrouvées dans ses selles, et responsables de sa diarrhée. Ces amibes sont fréquentes dans certaines régions tropicales; le giardia intestinal est aussi un parasite, peu agressif, de ces régions.

Ces maladies tropicales sont de plus en plus fréquentes chez les homosexuels en raison de certaines pratiques sexuelles et de rencontres « exotiques » avec des partenaires originaires ou touristes des régions tropicales; cette collection d'infections, toutes bénignes, traduit le risque d'être contaminé par des microbes variés, au prorata du nombre de partenaires intimes que l'on aura rencontrés ou que son partenaire aura rencontrés. A New York, 30 à 80 % des homosexuels seraient porteurs d'amibes (porteurs sains pour leur majorité). En dehors de la marque exotique qui, décidément, colle à la population homosexuelle si on l'appréhende du point de vue microbien – on dit officieusement que Manhattan est en passe de devenir une « île tropicale » –, ce parasitisme intestinal est-il susceptible de favoriser l'infection au virus du SIDA? A moins qu'elles n'entraînent une fragilisation de la muqueuse rectale, la rendant ainsi plus vulnérable, mécaniquement, ces infections restent, en Occident, superficielles et n'engagent que bien peu le système immunitaire. Il n'existe aucune raison biologique objective de supposer qu'elles favorisent le SIDA. Il en est de même pour les maladies vénériennes [1] et peut-être aussi pour l'hépatite B. Ces infections sont fréquentes chez les homosexuels, témoins de l'échangisme ou de la multiplicité des partenaires. Mais elles ne sont ni nécessaires, ni suffisantes à la contamination par le virus du SIDA. Pas nécessaires, puisque des observations de SIDA existent sans infections préalables à ces virus ou microbes. Pas suffisantes, c'est évident, puisque la condition minimale requise pour contracter le SIDA c'est d'être contaminé par le virus du SIDA...

LES GANGLIONS SUPERFICIELS DES HOMOSEXUELS

Le nombre d'homosexuels présentant des ganglions superficiels palpables, au cou, aux aisselles et aux aines, est apparemment élevé (plus de 10 % de la population ?). Une partie d'entre eux, difficilement chiffrable faute de données objectives non ambiguës, ne sont *pas* infectés par le virus du SIDA, mais par d'autres virus fréquents dans cette population : virus cytomégalique, adénovirus, virus herpès... Il ne faut pas omettre la relative fréquence des infections syphilitiques qui peuvent entraîner des adénopathies de même type (syphilis secondaire).

Ces infections ou réinfections chroniques donnent lieu à un ensemble de modifications immunologiques analogues

1. Incluant l'herpès génital dont il n'y a aucune raison positive de penser qu'il résulte d'une immuno-déficience chez tout un chacun.

à celles qu'entraîne à son début l'infection au virus du SIDA : diminution du nombre des cellules T4 par rapport à celui des cellules T8; augmentation des immunoglobulines; anergie cutanée transitoire; interféron alpha dans le sang; augmentation de l'excrétion de néoptérine.

La biopsie du ganglion montre les mêmes modifications que celles entraînées par le virus du SIDA dont elles partagent la signification : sollicitation des cellules immunitaires par un agent étranger viral et « engagement » préférentiel des cellules T8 par rapport aux T4 dans le ganglion et, par reflet, dans le sang.

Ces infections non-SIDA n'entraîneraient-elles pas en principe avec elles la cohorte des symptômes généraux qui peuvent marquer l'infection au virus du SIDA (fièvre ondulante, sueurs, amaigrissement)? Mais ces symptômes ne sont pas spécifiques de l'infection au virus du SIDA. Ils s'expliquent par l'intervention de substances naturelles produites lorsque le système immunitaire subit des « sollicitations » généralisées. Des virus autres que celui du SIDA pourraient donner lieu à des symptômes analogues puisqu'ils « engagent » et « sollicitent » le système immunitaire. Dès lors, avec ces symptômes, il est impossible d'affirmer une infection au virus du SIDA chez un homosexuel présentant des adénopathies. Par ailleurs, nous savons par observation que 90 à 95 % des malades verront leurs ganglions disparaître en six mois, un an, deux, voire trois ans. Sachant que 90 ou 95 % de ces malades n'auront jamais l'immuno-déficience grave qu'entraîne *parfois* l'infection au virus du SIDA, il est médicalement inadmissible de terroriser 90 ou 95 % d'individus par ce qui se révélera être le phantasme d'un SIDA, en annonçant à ceux-ci « qu'ils ont le virus » et « qu'ils auront le SIDA ».

Des résultats préliminaires indiquent qu'au moins 50 %

d'un petit nombre de patients ayant des adénopathies superficielles prolongées (plus de trois mois) ont des anticorps contre le virus HTLV. En se reportant aux chiffres estimant l'incidence du SIDA avéré, « après » adénopathies superficielles à 5 %, 5 malades sur les 50 positifs pour le virus HTLV « devraient » voir évoluer leur infection vers un SIDA. Les 45 autres *guériront.*

LES ANOMALIES IMMUNOLOGIQUES DES HOMOSEXUELS SAINS

En l'absence de tout ganglion palpable et de toute « maladie » perceptible, les homosexuels « passifs » ont des signes immunologiques consécutifs aux sollicitations immunitaires, comparables dans leurs qualités à celles des patients ayant des ganglions superficiels : baisse du rapport T4/T8, augmentation du nombre des lymphocytes du sang. L'interprétation de ces anomalies est simple, si l'on se réfère, d'une part, à la présence de virus divers dans le sperme des homosexuels à partenaires multiples, et, d'autre part, à l'effet « immuno-stimulant » des infections à certains virus, comme un virus cytomégalique. Ces anomalies, indicatives d'un état de stimulation immunitaire, ne sont pas la marque d'un mystérieux « état pré-SIDA ». Mais peut-on exclure que la *stimulation immunitaire* soit un facteur favorisant les capacités infectantes du virus du SIDA ? En terme de biologie cellulaire, la stimulation lymphocytaire, avant l'introduction du virus du SIDA dans un organisme, pourrait-elle favoriser l' « infectivité » du virus, en plaçant par exemple les cellules T4, cibles du virus du SIDA, dans une phase du cycle cellulaire *propice* à la pénétration du virus ? Les rétrovirus pour se « répandre » dans un organisme, infectant une première cellule, puis d'autres, doivent « profiter » de la multiplication cellulaire elle-même. En culture cellulaire *in vitro* on doit stimuler les lymphocytes d'un porteur de virus du SIDA pour qu'ils produisent des particules de rétrovirus en quantité. Cette observation artificielle n'est pas directement transposable à un organisme entier. Mais elle souligne le rôle de la stimulation lymphocytaire préalable ou simultanée comme facteur de multiplication du virus.

Une autre question à poser : qu'y a-t-il de commun entre les lymphocytes d'un nourrisson et ceux d'un homosexuel ? Les lymphocytes, à la naissance et dans les premières années de la vie, sont vigoureusement *stimulés* par une multitude de substances qu'apportent l'alimentation, l'air ambiant, les applications sur la peau des savons, parfums, colorants et textures vestimentaires. Cette foule de matériaux « étranges » pour les lymphocytes du nourrisson sont la source physiologique de la multiplication des lymphocytes pendant cette phase précoce de la vie, phase de rencontres stimulantes avec les antigènes, précisément. Les lymphocytes d'un nourrisson sont ainsi en pleine expansion : du nourrisson à l'hémophile, des drogués aux homophiles, tous sont soumis à des sollicitations immunitaires intenses, avec un système immunitaire en pleine effervescence. Si un rétrovirus s'y trouve ou s'y introduit, c'est l'occasion pour lui de s'exprimer et de se multiplier. Est-ce à dire *a contrario* qu'un système immunitaire peu sollicité, un système immunitaire « au calme », voire « à plat » ne fait pas précisément l'affaire du virus du SIDA ? Peut-être.

Des personnels (nombreux) médicaux et paramédicaux sont, depuis quatre ans, en contact avec les spécimens biologiques (le sang) et les malades atteints du SIDA. Aucun cas de SIDA n'a été relevé chez ces personnels. Or, c'est une quasi-obligation professionnelle : qui manipule souvent des seringues et aiguilles se *pique*. Un certain nombre d'infirmières ont été ainsi blessées, superficiellement, par des matériels contenant des cellules infectées. L'absence de SIDA, malgré ces inoculations, suggère qu'un état immunitaire particulier pourrait favoriser l'*infectivité* du virus du SIDA.

Par ailleurs, les malades en état d'insuffisance rénale avancée doivent recourir, pour survivre, à l'hémodialyse périodique. Plus de 10 000 malades font ainsi régulièrement usage d'un rein artificiel. Et près de 100 000 dans le monde. L'incidence de l'homosexualité dans l'ensemble des populations masculines étant globalement une constante, il est sociologiquement invraisemblable qu'il n'y ait pas d'homosexuel en hémodialyse... L'homosexualité échangiste étant un facteur de risques (rencontrer le virus du SIDA), on s'étonne d'abord, et on essaie de l'expliquer ensuite, de l'absence de SIDA chez les hémodialysés. Or, l'état d'insuffisance rénale avancée (on dit « terminale ») s'accompagne régulièrement d'une certaine immuno-déficience documentée par de multiples indices. Ces observations seraient compatibles avec l'hypothèse suivante : l'immuno-stimulation favorise la susceptibilité à l'infection par le virus du SIDA, la « véritable » immuno-déficience serait dans cette construction plutôt protectrice...

BLEUS ET ECCHYMOSES, TENDANCE HÉMORRAGIQUE CHEZ LES HOMOSEXUELS

Des ecchymoses importantes pour des chocs minimes, des gencives ou le nez qui saignent, régulièrement, des petites taches de sang superficielles sur la peau, surtout dans les plis, les aisselles, sur le bassin : tels sont les signes de ce qu'on appelle *purpura* (violacé). Le purpura est une fragilité des petits vaisseaux en liaison avec une baisse profonde des plaquettes. Les plaquettes, petits globules du sang, tapissent les capillaires. En l'absence d'un nombre suffisant de plaquettes (moins de 10 000 par microlitre), les capillaires « éclatent », spontanément ou sous l'effet de traumatismes minimes. Ces « purpuras thrombopéniques [1] » sont connus depuis plus d'un siècle en Occident et n'ont donc pas de liens directs avec le virus du SIDA. Des dizaines d'observations de cette maladie, non exceptionnelle chez les non-homosexuels, ont été récemment retrouvées aux États-Unis chez de jeunes homosexuels. Puisqu'il est certain que le purpura thrombopénique n'est *pas* directement lié au virus du SIDA, pourquoi ce rapprochement ? D'une part, parce que cette maladie paraîtrait plus fréquente aujourd'hui à New York, en coïncidence avec la multiplication des cas de SIDA, d'autre part, parce que le purpura thrombopénique est lié à des infections à virus divers. Les mécanismes indirects, qui dans une infection virale conduisent à l'effondrement du nombre des plaquettes, ne sont pas simples. Toutefois, les observations en sont indiscutables. Rien n'interdirait que le virus du SIDA entraîne ces purpuras. Rien non plus, en dehors de sa liaison à l'homosexualité masculine, ne permet d'associer positivement le purpura et le virus du SIDA. L'argument de la *nouveauté* relative du purpura n'est pas sans équivoque. Les pratiques homosexuelles échangistes des cinq ou dix dernières années ont considérablement modifié, on peut le supposer, la flore virale « ambiante » chez les homosexuels, dans ses quantités et variétés. Devant un cas de purpura thrombopénique chez un homosexuel, le choix entre tous les virus « possibles » restera à faire.

1. Thrombo : plaquettes; pénie : manque de plaquettes.

7. TRAITEMENTS ET PROSPECTIVES

Il ne peut pas être question de donner un inventaire exhaustif des traitements entrepris ou envisagés, encore moins de proposer un manuel pratique des traitements du SIDA. D'une part, la diversité des situations serait trop vaste. D'autre part, les tentatives thérapeutiques actuellement en cours ne sont pas encore évaluables, faute d'informations suffisantes. Arrêter, aujourd'hui, une liste de thérapeutiques établies équivaudrait à considérer les problèmes comme résolus, le répertoire des traitements disponibles complet, ou les impasses thérapeutiques définitives. Ce chapitre ne considérera que les principes généraux qui conduisent les traitements déjà utilisés ou envisagés avant la découverte du virus du SIDA. Traiter le SIDA, aujourd'hui encore, c'est traiter les *conséquences* de l'infection au virus du SIDA et non cette infection elle-même.

LE KAPOSI DISSÉMINÉ

Cancéreuses ou non, les lésions de Kaposi ressemblent au cancer sur un point. Les cellules constitutives des lésions sont en multiplication. Les procédés thérapeutiques proposés visent tous à limiter ou à arrêter ces multiplications : chimiothérapies, radiothérapie superficielle, interférons alpha.

Les *chimiothérapies* ont recours à des substances antimitotiques qui s'opposent aux mitoses, donc à la multiplication cellulaire. Leurs inconvénients tiennent à certains effets secondaires déplaisants (nausées, raréfaction des cheveux, baisse des globules blancs) ou ici, dans le cadre du SIDA, inacceptables comme l'aggravation de l'immuno-déficience. Certains antimitotiques, efficaces contre les lésions de Kaposi, n'ont pas d'effets immuno-suppresseurs. Les extraits de plantes, comme la podophylline et ses dérivés, les extraits de la pervenche, sont efficaces sur les lésions kaposiennes. D'autres combinaisons chimiothérapiques ont été aussi utilisées. Le taux global de réponses positives, avec l'une ou l'autre de ces combinaisons, varie de 50 à 80 %.

La *radiothérapie superficielle* ou la mini-chirurgie (ablation directe de quelques lésions) peuvent être proposées, lorsque les lésions sont en nombre restreint.

Les *interférons alpha*, à doses élevées, ont été et sont utilisés là où ils sont disponibles. Leur efficacité est réelle, d'autant meilleure que le malade traité n'a pas lui-même un taux élevé d'interférons alpha endogènes dans le sang. Quels que soient leurs modes d'action, il est certain qu'ils ne modifient pas favorablement les tests d'immunodéficience chez les malades. Les résultats obtenus ne sont pas meilleurs que ceux des chimiothérapies simples ou multiples. Les effets secondaires de ce produit ne sont pas négligeables. Et il n'est pas aisément disponible en France. Sans parler même du coût actuel de ces traitements, l'ensemble de ces éléments ne devrait pas faire de l'interféron alpha la drogue « miracle » du Kaposi, comparée aux résultats des chimiothérapies.

FAUT-IL TRAITER TOUS LES KAPOSIS ?

Les traitements proposés contre le Kaposi ne visent qu'à effacer ou limiter l'extension de lésions esthétiquement gênantes, plus rarement menaçantes parce que touchant des organes importants comme les poumons, le cœur ou le foie. Toutes les lésions de Kaposi ne prennent pas des aspects gênants ou agressifs. De plus, l'évolution naturelle des lésions de Kaposi n'est pas nécessairement progressive dans tous les cas. Puisque les traitements utilisés ne visent pas à l'anéantissement du virus du SIDA, il ne sera pas toujours indiqué de les entreprendre.

LES INFECTIONS SECONDAIRES

Le risque majeur de l'infection au virus du SIDA, c'est le SIDA lui-même, c'est-à-dire l'immuno-déficience profonde dont les conséquences sont avant tout infectieuses : infections secondaires à germes intracellulaires « opportunistes ».

Toutes les infections secondaires n'ont pas la même gravité. Les infections à virus cytomégaliques donnent peu de symptômes et peu de localisations menaçantes. L'infection cérébrale aux toxoplasmes ou les pneumonies à pneumocystis sont, en revanche, immédiatement dangereuses. Les traitements antibiotiques appropriés à chacun des microbes sont utilisés « à la demande », en fonction des nécessités. Mais l'expérience des trois dernières années nous a appris que les symptômes d'infections secondaires patentes étaient tardifs, tout comme, parallèlement, la mise en œuvre d'un traitement antibiotique « à la demande ». Ces retards pourraient expliquer en partie les échecs des traitements antimicrobiens. On doit donc s'efforcer de déceler, au plus tôt, les signes cliniques ou biologiques des infections dont on sait qu'elles peuvent avoir des conséquences fâcheuses : pneumocystis carinii, toxoplasme, cryptosporidium, bacilles tuberculeux atypiques. On envisage aussi de recourir à des traitements prophylactiques ou préventifs systématiques, administrés avant même une infection décelable. Mais cette attitude apparemment logique ne serait pas sans poser quelques problèmes. Les intolérances médicamenteuses paraissent fréquentes chez les malades et la multiplication de traitements antibiotiques peut être inutile.

L'IMMUNO-DÉFICIENCE

L'immuno-déficience est le résultat le plus fâcheux de l'infection au virus du SIDA. Nous ne savons pas encore comment le virus inflige directement ou induit indirectement les anomalies des lymphocytes T4, qui sous-tendent l'immuno-déficience. Mais nous pouvons regrouper, dans une perpective stratégique, les éléments que nous savons devoir combattre. Le processus qui conduit à l'état d'immuno-déficience grave est un processus de destruction ou de « non-régénération » des cellules T4 vieillies (aplasie lymphocytaire et involution lymphatique). Ce processus est lentement progressif et il devient préoccupant lorsque les populations cellulaires T4 ont été touchées de façon *massive.* Sans pouvoir « toucher » délibérément le virus lui-même, lutter contre l'immuno-déficience c'est tenter de *pallier* ou de *compenser* le processus destructif ou arégénératif en tablant sur la lenteur apparente de la maladie naturelle, et en escomptant qu'un bénéfice, même modeste, peut faire gagner des points contre la mortalité.

De quelles armes dispose-t-on aujourd'hui ? Les *médicaments à effets « immuno-stimulants »* : ce terme générique inclut des substances diverses. Elles ont des pôles d'action divers sur des cellules différentes (lymphocytes ou macrophages). Elles agiraient comme éléments susceptibles de « solliciter » le système immunitaire. Les *hormones* (ou extraits du thymus) : il en existe plusieurs, inégalement disponibles. Elles pourraient avoir un effet de *maturation* positive sur les réserves de cellules souches à partir desquelles naissent les cellules T4 filles. Ces substances auraient le mérite, pour certaines d'entre elles, de pouvoir mobiliser ces « réserves » non engagées ou paralysées par le virus. Les *cellules de remplacement* : puisqu'il y a *manque* de cellules T, l'idée d'une substitution des cellules manquantes par des apports de cellules lymphocytaires a germé. Étant donné la masse des cellules quotidiennement produites, de simples transfusions ne sauraient suffire et des essais de greffe de moelle osseuse, riche en cellules souches, ont été tentées. Les *lymphokines de remplacement* : puisque le manque en cellules T se réduirait en dernière analyse à une carence en substances produites normalement par les cellules T, le recours à des injections massives de lymphokines était concevable comme on le pratique avec succès pour l'insuline chez certains diabétiques. Des essais d'*interférons gamma* et d'*interleukine II*[1] sont en cours.

Il est trop tôt pour énoncer des jugements définitifs sur l'efficacité de ces diverses entreprises. Les prémisses sur lesquels ces dernières reposent sont certes discutables.

1. L'interleukine II n'est autre que le facteur de croissance des cellules T. Il est normalement produit par des cellules T4.

Immuno-stimulants? mais nous avons vu à quel point le système immunitaire était naturellement sollicité, dès le début de l'infection. Hormones ou facteurs thymiques? mais ils n'ont pas toujours donné des preuves tangibles de leurs effets sur la génération des cellules T. Ces commentaires théoriques s'effacent dans les circonstances présentes devant la nécessité d'entreprendre. Par ailleurs, la qualification d'un produit (immuno-stimulant), bien que sémantiquement précise, n'exclut pas qu'il ait des actions biologiques plus larges. A cette phase, l'empirisme éclairé doit rester le guide des tentatives thérapeutiques.

En tout état de cause, le survol des projets thérapeutiques montre leur nature délibérément *palliatives* et non *curatives*. Les traitements palliatifs ont, en médecine, de larges applications et des succès non négligeables. Et ils seront d'autant mieux adaptés qu'on saura comprendre les effets du virus sur les cellules-cibles, à partir d'observations chez l'homme et surtout l'analyse des cytocultures.

Éradiquer ou neutraliser le virus du SIDA n'est pas encore à l'ordre du jour. Le virus du SIDA est en passe d'être « officiellement » identifié. De sources indépendantes, des résultats convergent pour désigner la famille HTLV. Des isolats de ces virus obtenus à partir de cellules provenant de malades américains et français atteints par le virus du SIDA sont *déjà* dans des boîtes et sont en train d'être analysés dans leurs structures. Simultanément ont été mises en route des études sur les effets que le virus repéré exerce sur des lymphocytes en culture. Ces travaux ne font que commencer. Le virus de la leucémie féline dont les effets sur les lymphocytes du chat *in vivo* sont similaires à ceux du virus humain devrait conduire à des informations et des analogies profitables. Les recherches dans ce domaine devraient prendre un nouvel essor. Le temps que ces démarches supposent avant qu'elles puissent produire des résultats appréciables en clinique se chiffre, au minimum, à quelques années. Dans l'intervalle, la lutte sur les terrains où la médecine se bat quand elle ne sait pas encore guérir doit se poursuivre : traitement des symptômes et tout spécialement, ici, celui des infections secondaires et *traitement préventif.* Le maître mot devient celui de *prévention.*

8. COMMENT NE PAS ATTRAPER LE SIDA

CELLULES ET PORTEURS DE VIRUS

Comment s'infecte-t-on au virus du SIDA? Au minimum en s'exposant aux cellules contaminées d'un porteur de virus.

Du côté du donneur de cellules porteuses de virus

Le virus du SIDA, comme le HTLV classique, paraît résider dans les lymphocytes. Comment propager vers le « monde » extérieur des cellules comme les lymphocytes? Théoriquement par l'intermédiaire de son sang, si l'on saigne ou si l'on est donneur de sang, ou par celui des sécrétions : génitales, urinaires, digestives (salive et selles) et, pour être complet, sudorales.

Suivons la piste du HTLV non-SIDA au Japon

Les hommes porteurs contaminent régulièrement les femmes; les femmes porteuses, irrégulièrement, les hommes. Ces observations ont été réalisées sur des couples hétérosexuels vivant sous le même toit et partageant l'intimité usuelle d'individus des deux sexes, sexuelle *et* non sexuelle. Cette asymétrie en dit long sur la contagion hors intimité proprement sexuelle du virus : elle est sans doute nulle. Fourchettes, assiettes, brosses à dents, linge de lit, verres, poignées de main : la cause est entendue. Aucune raison d'imaginer que les femmes japonaises, plus souvent que leurs hommes, boivent dans leur verre à eux, se lavent avec leur gant, mangent avec leur fourchette, tandis que les époux auraient l'interdiction de la réciprocité. Les échanges quotidiens sont statistiquement symétriques, sinon dans un couple, au moins dans l'ensemble des couples.

Le baiser japonais serait-il intransitif?

La femme japonaise s'exposerait-elle à recevoir les lymphocytes de la salive de son mari mais pas l'inverse? Les Marx Brothers interrogés ont dit oui. Les autres, non. Conclusion : la salive n'est pas bonne porteuse. Et le virus n'est pas transmis par les postillons que s'envoient (dans les deux sens) les couples en dispute [1].

La sexualité des Japonais est-elle particulière?

Sans doute. Chaque culture a ses marques et ses traditions. Mais les estampes érotiques, les films de samouraïs, et les témoignages des amateurs-voyageurs, sans parler des romans, indiquent que dans l'ensemble, les pratiques sont finalement tristement similaires ici et là, à quelques appoggiatures près. Conclusion : les hommes, en général, sont « donneurs » de sécrétions intimes pour les femmes que l'anatomie a préparées ainsi à « recevoir ». L'intransitivité biologique hétérosexuelle vue sous l'angle des projections lymphocytaires est un fait. Nous pouvons « recouper » maintenant ces informations simples avec les données de la biologie du virus HTLV, parent cousin

1. Les couples japonais, après enquête cinématographique, se disputent aussi. Comme les Européens! Enfin, ils *s'apostrophent.*

du virus du SIDA, et avec celles de la cellule porteuse, les lymphocytes T.

La route du sperme et du sang

Les lymphocytes T du sperme sont contaminants, parce qu'ils sont présents en nombre dans les sécrétions et parce que le sperme peut être déposé sur une muqueuse.

Du côté du receveur des cellules porteuses

La voie intraveineuse est, avec les informations sur le HTLV, la voie « royale », forte d'un taux de contamination de 60 % après transfusion de sang ou de cellules. La voie muqueuse est inchiffrable mais repérable. Les cellules contaminées doivent être déposées sur une muqueuse « réceptive » : anale, vaginale, ou même buccale. La fellation, à partir de quelques observations anecdotiques, paraît être une voie de contamination possible. Dès lors, en dehors des transfusions, l'aphorisme préventif serait : « Ne pas contracter le virus du SIDA, c'est ne pas exposer les muqueuses réceptives au sperme d'un porteur de virus. »

QUI EST PORTEUR DE VIRUS ?

Une fraction *ultraminoritaire* de sujets des deux sexes ayant résidé dans les cinq dernières années en régions tropicales, en Afrique centrale équatoriale ou aux Caraïbes, qu'ils soient natifs ou non de ces régions; une fraction d'hommes homosexuels ayant eu dans les cinq dernières années des contacts infectants avec des Américains, des Haïtiens, des Africains, porteurs de virus; un petit nombre d'hémophiles; une fraction, inexistante en France, minoritaire sans doute aux États-Unis, d'utilisateurs de seringues et aiguilles non stériles, drogués des deux sexes en pratique et enfin une fraction ultraminoritaire elle aussi de sujets ayant reçu dans les cinq dernières années des transfusions.

EN L'ABSENCE DE SYMPTOMES, PEUT-ON DÉCELER LE PORTAGE DE VIRUS ?

On ne connaît pas encore de moyen simple de différencier le HTLV classique des Caraïbes, de l'Afrique et du Japon, de celui du SIDA. La présence d'anticorps anti-HTLV chez un sujet donné ne permet pas en elle-même de décider de quel type de virus il s'agit. Néanmoins, dans les régions non tropicales, on sait que les virus de ce type sont rigoureusement exceptionnels dans les populations non exposées au « risque tropical ». Déceler dans le sang la présence d'anticorps reconnaissant la « famille » des virus HTLV est aujourd'hui possible. Par recoupements géographiques et sociologiques, on pourra dans de nombreux cas désigner le type de HTLV, SIDA ou non-SIDA, en cause.

SIDA EN ZONE TROPICALE ?

En dehors des transfusions de sang, les suspicions se portent sur les inoculations transcutanées : piqûres médicinales ou piqûres d'insecte, ou les deux, rien n'est acquis sur ces points. Les femmes pourraient être contaminées sexuellement par des hommes porteurs (95 % des cas féminins zaïrois concernent des femmes célibataires). La transmission du virus de la femme à l'homme lors des rapports sexuels n'a pas été documentée à ce jour de façon convaincante.

ÉPILOGUE

En provenance d'Afrique-Équatoriale, un virus tropical est arrivé parmi nous, aux États-Unis et en Europe.

En Amérique du Nord, il s'est répandu dans les populations les plus exposées, à proportion des échanges homosexuels, des partages d'aiguilles ou des seringues contaminées. La rapidité avec laquelle l'épidémie s'est là-bas propagée est attestée par les chiffres. Le nombre de cas déclarés aura doublé tous les six mois entre l'automne 1981 et l'été 1983 : de 202 à 1 920. La courbe de croissance ainsi dessinée était une droite dont l'extrapolation annonçait 4 500 malades pour février 1984.

Or les derniers relevés n'auront recensé que (!) 3 500 cas à cette date. Les retards de la comptabilisation des nouveaux cas ne sauraient à eux seuls expliquer ce ralentissement. A New York, par exemple, des repères ponctuels, mais représentatifs, confirmaient la tendance : le SIDA y est en baisse.

L'épidémie est-elle pour autant en train de se tarir? Le virus, après avoir durement touché les plus exposés, serait-il en train de disparaître? Certes, le mode de vie sexuelle des Gays a objectivement changé dans les derniers dix-huit mois. L'enquête menée à San Francisco et sa région a montré une diminution sensible de la fréquence des rapports anonymes. Mais ces modifications réelles sont trop récentes pour avoir pu, déjà, influencer la courbe, puisque les temps d'incubation de la maladie sont de l'ordre de deux ou trois ans. Par ailleurs, il est évidemment exclu que le virus du SIDA soit brusquement devenu évanescent. Bien au contraire, tout porte à croire qu'il s'est « installé » dans les populations à risques. A San Francisco, où près de 25 % des homosexuels échangistes seraient porteurs de ganglions superficiels (voir troisième partie : Clinique du SIDA), on s'attend à trouver parmi eux 15 %, au moins, de porteurs du virus HTLV-SIDA. Mais, aujourd'hui, celui-ci donnerait moins souvent lieu à la maladie de « référence », le SIDA *historique,* expression la plus grave de l'infection au virus en cause; le SIDA *historique,* seule maladie prise en compte par les ordinateurs. Ce changement apparent ne serait pas dû à une subite modification du virus lui-même, mais plutôt à une raréfaction des individus les plus susceptibles. Ceux-ci auraient déjà eu le SIDA « complet ». Les autres seraient déjà contaminés. Ils seraient porteurs du virus sans en être aussi sévèrement affectés. Cette interprétation des faits implique, en retour, que le virus a été largement disséminé au sein d'une majeure partie de la population à risques. Dès lors, loin de disparaître, le virus étrange serait en réalité en passe de devenir un familier.

En Europe, l'épidémie, avec deux ans de retard sur les États-Unis, ne fait que poindre. Elle semble présenter des caractéristiques moins immédiatement inquiétantes. 270 cas recensés en octobre 1983, et à peine plus de 360 cas en février 1984. En France, 119 nouveaux cas, y compris 20 % « importés » des régions tropicales. Ces différences pourraient tenir à plusieurs raisons : l'échangisme homosexuel n'atteint pas en Europe les niveaux records enregistrés aux États-Unis; les populations héroïnomanes échangeraient moins souvent leur matériel d'injection.

Le virus du SIDA n'en a pas moins commencé à se répandre ici, et notamment à Paris, dans une partie de la population gay. Les premiers sondages [1], encore fragmentaires, laisseraient entrevoir une diffusion sensible du virus dans les milieux concernés. Celle-ci devrait s'élargir au cours des prochaines années. Mais, hors les exceptionnelles transfusions de sang contaminé, ou une improbable et massive reconversion des homosexuels échangistes en hétérosexuels aussi actifs qui exposeraient un plus grand nombre de femmes, cette dissémination devrait se limiter aux populations initialement touchées. Reste l'énigme partielle des modes de propagation du virus en région tropicale, hétérosexuelle ou et transcutanée. Les enquêtes épidémiologiques actuellement en cours devront rapidement répondre à ces interrogations.

Si les perspectives de thérapeutiques curatives restent floues à ce jour, celles d'une prévention par vaccin devraient bénéficier des connaissances accumulées sur le virus du SIDA-leucémie des chats. Pour cela, le virus du SIDA devra être parfaitement caractérisé et authentifié. La prévention épidémiologique restera par conséquent la seule arme décisive dans le combat anti-SIDA des cinq prochaines années.

Avec le SIDA, nous avons parfois le sentiment d'assister au déroulement d'un film, mi-réalité, mi-fiction. Le scénario épidémiologique se joue sur la scène mondiale.

1. Il s'agit de la détection du virus HTLV par la recherche d'anticorps dans le sang des sujets à risques.

Les rôles principaux, d'acteurs ou de spectateurs, sont distribués. Les agences de voyages n'en sont plus seules coproductrices, et les lois biologiques en assurent la direction. La fatalité pourrait nouer l'ensemble, s'il ne nous restait encore le montage. Les yeux ébahis, mais grands ouverts, nous observons et nous savons ce qui se passe. Faust, ayant pris connaissance de son destin projeté dans un miroir, lui tourna résolument le dos. Aujourd'hui, entre Epiméthée[1] et Prométhée, les humains auront, un peu, la possibilité de choisir.

Paris, mars 1984.

1. Les deux frères jumeaux de la légende grecque dont l'un (EPI-) ne comprend rien qu'après coup et l'autre personnifie la prévoyance et la ruse (PRO-).

REMERCIEMENTS

L'auteur souhaite remercier ceux et celles, médecins, biologistes, journalistes, ethnologues, sociologues, philosophes, psychanalystes et gens de lettres qui l'auront aidé dans ce travail par leurs informations, leurs critiques ou/et leur amitié :

J. Allen, J. Curran, P. Drotman, D. Francis, H. Jaffe, D. Kramer (Atlanta); C. Gigase (Anvers); W. Blattner, R. Gallo, B. Hahn, M. Robert-Guroff, M. Popovic, P. Sarim, R. Ting, F. Wong-Staal (Bethesda); M. Koch (Berlin); J. David, M. Essex, E. Kass, S. Schlossman (Boston); N. Clumek, M. Rolland, Y. Sprecher (Bruxelles); B. Velimerovic (Copenhague); R. Penny (Darlinghurst); C. Kirkpatrick (Denver); B. Haynes (Durham); M. C. Foulon, M. V. Jubert, D. Mathez, M. Nourry, J. Patard, P. Prunet, M. Tulliez (Garches); G.Y. Causse (Genève); H. de Diettrich, K. Lennert, P. Racz (Hambourg et Kiel); D. Fuchs, G. Reibnegger, H. Wachter (Innsbrück); K. Bila, M. Paku (Kinshasa); I. Miyoshi (Kochi); D. Stehelin (Lille); R.G. Catovsky, N. Galbraith, M. Greaves, D. Jeffries, J. Hutt (Londres); A. Berthoux, P. Poirot, G.B. de Thee, J.L. Touraine (Lyon-Saint-Étienne); K. Okochi (Maïdashi); G. Giraldo (Naples).

C. Bo Dupont, N. Fain, A. Friedmann-Kien, L. Kramer, L. Laubenstein, J. Lawrence, L. Mass, C. Metroaka, C. Nathan, A. Rubinstein, B. Safai, J. Tomba, E. White, D. Williams, A. Zolla-Pazner (New York).

J. Acar, M.A. d'Adler, P. Amstutz, G. Barbedette, F. Barre-Sinoussi, E. Bouvet, P. Bronstein, J.C. Brouet, J.B. Brunet, P. Burian, M. Capelier, P. Catalan, I. Caubarrère, E. Chasny, J.C. Chermann, E. Conan, A. Coutinho, M. Debergh, J. Deschamps, C. Diaz, M. Dourane, P. Druet; J.-P. Escande, P. Even, B. Frank, A. Fribourg-Blanc, S. Gisselbrecht, J. Guir, J. Hewitt, J.C. Kadouche, B. Kouchner, C. Lejeune, J.P. Levy, C. Mayaud, B. Messing, J.L. Montagnier, J. Monsallier, T. Nebout, P. Nochy, R. Offenstadt, M. Pathamavong, M.F. Pisier, P. Poussier, P. Pullick, D. Quessada, M.F. Ricard Girod Daguet, F. Reyes, G. Saimot, M. Szafran, I. Sezary, A. Sicard, M. Theodori, A. Venet, J.P. Vernant, J.C. Weil, D. Zaguri (Paris).

J.E. Rohde (Port-au-Prince); M. Conant (San Francisco); J.P. Vernant (Sèvres).

www.ingramcontent.com/pod-product-compliance
Lightning Source LLC
LaVergne TN
LVHW010058170826
845678LV00012B/2165

* 9 7 8 2 2 4 6 3 3 3 3 1 9 *